功能性瑜伽

提升运动能力及预防损伤的解决方案

[美] 克丽丝滕·布特拉（Kristen Butera） 斯塔凡·埃尔格雷德（Staffan Elgelid） 著　赵丹彤 译

人民邮电出版社

北京

图书在版编目（CIP）数据

功能性瑜伽：提升运动能力及预防损伤的解决方案 /
（美）克丽丝滕·布特拉（Kristen Butera），（美）斯塔
凡·埃尔格雷德（Staffan Elgelid）著；赵丹彤译. --
北京：人民邮电出版社，2019.10
ISBN 978-7-115-51451-6

Ⅰ. ①功… Ⅱ. ①克… ②斯… ③赵… Ⅲ. ①瑜伽—
基本知识 Ⅳ. ①R793.51

中国版本图书馆CIP数据核字(2019)第114341号

免责声明

本书内容旨在为大众提供有用的信息。所有材料（包括文本、图形和图像）仅供参考，不能替代医疗诊断、建议、治疗或来自专业人士的意见。所有读者在需要医疗或其他专业协助时，均应向专业的医疗保健机构或医生进行咨询。作者和出版商都已尽可能确保本书技术上的准确性以及合理性，并特别声明，不会承担由于使用本出版物中的材料而遭受的任何损伤所直接或间接产生的与个人或团体相关的一切责任、损失或风险。

内 容 提 要

作为一种能够提升身体功能性的瑜伽训练方法，瑜伽疗法有助于提升运动能力、预防损伤及促进因不良运动或生活习惯而受损的身体部位的康复。本书由专业瑜伽教师克丽丝拉·布特拉和斯塔凡·埃尔格雷德博士写就。他们从瑜伽疗法的基本原理、训练的基础和终生健身的姿势三部分对瑜伽疗法进行了讲解。一方面，本书致力于帮助读者了解自身运动系统与大脑和神经系统的联系，从而让读者创建适合自己的瑜伽生活方式，提高运动质量和效率；还致力于帮助读者通过瑜伽训练调整动作，增强耐力、敏捷性和活动能力。另一方面，本书还讲解了在瑜伽练习中如何预防损伤以及如何利用瑜伽疗法来预防在其他活动中的损伤。瑜伽练习者和瑜伽教练、瑜伽理疗师等相关从业者都可通过阅读本书全方位地了解瑜伽疗法。

♦ 著　　　[美] 克丽丝滕·布特拉（Kristen Butera）
　　　　　　　斯塔凡·埃尔格雷德（Staffan Elgelid）
　译　　　赵丹彤
　责任编辑　王若璇
　责任印制　周昇亮

♦ 人民邮电出版社出版发行　　北京市丰台区成寿寺路 11 号
　邮编　100164　　电子邮件　315@ptpress.com.cn
　网址　http://www.ptpress.com.cn
北京虎彩文化传播有限公司印刷

♦ 开本：700×1000　1/16
　印张：15.5　　　　　　　　　2019 年 10 月第 1 版
　字数：286 千字　　　　　　　2024 年 8 月北京第 6 次印刷
著作权合同登记号　图字：01-2017-4695 号

定价：88.00 元
读者服务热线：(010)81055296　印装质量热线：(010)81055316
反盗版热线：(010)81055315
广告经营许可证：京东市监广登字 20170147 号

目 录

致 谢

克丽丝滕

写书是一件很严肃的事情。几年前，在帮助丈夫完成他的作品 *The Pure Heart of Yoga and Meditation for Your Life* 时，我见证了一本书从起草到出版的整个过程。很多时候，写作是一个调整自我态度、深度发掘自身潜能、探索内心世界的过程。完成整本书的写作，需要时间、耐心、祈祷和反复推敲。此外，写书还需要身边的人给予大量的支持与爱，而我幸运至极，拥有这些。借此机会，我要表达一下我的感激之情。

致我的家人和朋友

写书，有时是独处的练习。我要感谢我的家人和朋友，感谢你们让我拥有了更多额外的时间；在我的生活中给予了我爱和支持，以及完成这个项目所需要的空间；对我足够的包容，耐心地倾听我在写作过程中遇到的困难。我要特别感谢我的丈夫鲍勃·布特拉，感谢你一直以来的善良、耐心和鼓励。

致我的同事

感谢我的搭档斯塔凡·埃尔格雷德，在过去 5 年里，我们一起合作完成这项工作，这是一段令人难以置信的经历。我们的道路在正确的时间相交，我们的互动改变了我思考和看待世界的方式。我期待着在今后的岁月里能够与斯塔凡继续合作。

感谢我的同事兼朋友艾琳·拜伦，本书的内容编辑。你对这项工作的热情和不懈的支持，一直是我坚持写作的动力。在我写作过程中，你给予的指导和见解是无价的，你的辛勤付出让本书质量得到极大提升。

致人体运动出版社的团队

感谢人体运动出版社的团队。策划编辑米歇尔·马洛尼，你在最恰当的时候请我提交了写作方案。你总是主动地与我们讨论并探究我们感兴趣的话题，促成了本书的写作方向，你对我们工作价值的充分肯定，使本书最终成型。责任编辑汤姆·海涅，你的真知灼见，以及对所有细节的敏锐洞察，成就了本书的结构框架。摄影师尼尔·伯恩斯坦，你犀利的眼光，让这一切栩栩如生地呈现在照片中。我知道幕后还有许多的人一起帮助我们实现这一愿景，感谢你们所有人。

致给予我莫大帮助的老师

多年来，我接受了不同的瑜伽教育，对所有开拓瑜伽之路的前辈一直抱有感激之情。感谢给予我指导的老师们，没有你们的倾情相助，便没有我今天所取得的成绩。达琳·德帕斯奎尔，我的启蒙老师，你帮我打下了坚实的训练基础，并激励我成为一名瑜伽老师。保罗·格里利，一位思想卓越的先驱者，你向我介绍了结构多样性的概念，并在教学之初改变了我的教学方法。吉尔·赫德利，你帮助我将解剖学研究与内在觉知联系起来。在我个人和职业发展的关键时刻，运动大师吉尔·米勒，你鼓励我提升领导能力，并让我的运动技巧日臻完善。比尔·哈维，你让我体验了无与伦比的瑜伽练习，并帮助我把实际的练习总结成宝贵的经验。感谢你们！还有我的丈夫鲍勃·布特拉，你也是一名出色的老师，一直陪在我身边，给予我莫大的支持。在我们的婚姻中，你尽职尽责。我们不仅是生活中的伴侣，也成为亲密无间的工作搭档，在推广瑜伽的路上，我们携手前行。

致瑜伽生活学院社区

在写本书的时候，我们搬进了心爱的瑜伽生活学院的工作室。在整个过程中，我们得到了巨大的支持。很多人帮我们打扫卫生、打包行李、搬家、装饰新住所。虽然这只是一个临时的住所，但是瑜伽生活学院社区的所有人为我们提供的悉心细致的照顾，让这里成为一个能够让我迸发灵感、思如泉涌的地方，为此我永远感激。

特别是，高级教师莉比·派珀、埃里卡·特南波姆和詹妮弗·希尔伯特，你们是手稿的早期读者，并参与到了开发方法的早期测试中，感谢你们的卓越贡献。与你们合作是我毕生最大的乐趣之一。瑜伽生活工作室经理艾瑞卡·赛勒姆打理了所有的繁杂事务，让我们的工作井井有条。感谢你的辛勤工作和奉献，让我们能够心无旁骛。

人体模特艾琳·拜伦、艾尔·科克伦、德里克·霍普金斯和利比·派珀，你们为拍摄带来了巨大的积极能量。与你们一起工作是一种乐趣，你们的明确意图和贡献提升了书中照片的质量。

最后，我要感谢那些多年来参加过我的课程、培训、研讨会和体式实验室的每一个人。你们的奉献和不断学习和探索的信念是不断激励着、提高着并推动着我不断进步的信念。看到你们发现自身潜力，并与他人分享，让我觉得自己充满力量。祝福你们！

斯塔凡

我对写书的人能否以各种方式感谢到所有给予过他帮助的人抱有疑问。根本就没有足够的空间来感谢每个人。下面我提到的人只是所有支持我的人们中的一小部分。

首先，我要感谢我的搭档克丽丝滕·布特拉。很高兴看到我们的想法从瑜伽工作室中的各项工作变成一个个跳跃的文字。然后，我们回到工作室的工作中对其进行改进，将更精准的文字落在了纸上。我们持续思考这些理念，直到觉得已经准备好可以将它们写下来，这是一件多么令人愉悦的事啊。我期待着继续和你一起工作，把这些理念带给更多的读者。

致人体运动出版社的伙伴们，你们都给予了我们巨大的支持。感谢米歇尔·马洛尼联系了克丽丝滕，让本书得以开始。感谢汤姆·海涅的一次又一次编辑。你干得很出色。感谢尼尔·伯恩斯坦向我们展示了一个真正的专业摄影师是如何工作的。和你一起工作是一次令人视野开阔的经历。

非常感谢艾琳·拜伦编辑了初稿。我相信汤姆也会感谢你，因为这大大减轻了他的工作压力。感谢艾琳·拜伦、艾尔·科克伦、德里克·霍普金斯和利比·派珀自愿贡献你们的时间。和你们一起工作绝对是一种享受。我希望我做的体式动作看起来和你们做的一样简单优雅。

这些年来，我有幸接触了许多出色的老师。我要特别感谢我的费登奎斯的老师们（费登奎斯工作是一种身心教育），你们的工作、见解和鼓励激励着我。感谢拉里·戈德法布几十年前在威斯康星州给我上了一堂费登奎斯课。这节课真正改变了我看待自己的方式。我也要感谢你，拉里，无私地与我们分享所有伟大的作品。感谢杰夫·哈勒为我们这些去不了西雅图的人开设了讲习班，然后把讲习的内容放到 DVD 上。你对运动和力量的洞察力是首屈一指的。像往常一样，我要感谢我的导师，伊万·乔利，谢谢你总是花时间回复我的电子邮件，并当我在蒙特利尔的时候与我见面。伊万，如果没有你的指导，我早就失去了方向。你们三位都对我如何看待运动和运动的发展产生了影响。如果你们没有和我免费分享你们的作品，我就不可能参与本书的写作。

感谢马特和迈克尔，"你的权威"播客组的朋友们，每隔一周与你们聊天并制作播客，是一个真正的灵感来源。希望有一天，我们甚至能让人们收听我们的播客……哦，好吧，即使没有观众，我们也会这样做，因为我们的聊天是如此有乐趣！

　　感谢所有和我一起工作的学生，你们教给我的比我教给你们的要多得多。

　　感谢海伦娜，感谢你支持我疯狂的想法，陪我去听斯普林斯汀的音乐会，忍受我周末频繁地外出授课，是你的耐心与包容，让我有了更多的空间完成本书。（我不知道有没有告诉过你，下一本书的合同已经签完了，你可能需要再经历一次这样的过程。）

　　最后，感谢我没有提到的所有人。感谢你们在我探索人生道路同时开创一条新的道路这一过程中，给予我的支持。当我回头看这条路时，虽然它看上去蜿蜒曲折，甚至到处都是死胡同，但充满了所有人贡献的许多美好回忆。爱你们所有人！

前 言

一个关于合作、创新与愿景的故事

在瑜伽的研究中，通常起点是完全相同的，但结果却大相径庭。通过瑜伽可以学到很多的知识，就像练习瑜伽，也有千变万化的方法。本书也只是在讲一个故事，一次意想不到的旅行。这是两个人的工作，我们有着相似的兴趣和完全不同的背景，在合适的时间聚集在一起，相互影响，开创了提升身体功能性的瑜伽训练的新视角：瑜伽疗法。

克丽丝滕 我对瑜伽的好奇心始于2000年。作为终身的艺术爱好者，我的第一节瑜伽课充满了原始的冲动，迫切希望可以去探索意识和人类体验的各个方面。我全身心地投入到瑜伽的研究中，这改变了我的生活。2006年，我迈出了重要的一步，离开了公司的工作岗位，参加了强化瑜伽教师培训计划。同年，我遇到了我的丈夫鲍勃，他拥有瑜伽治疗博士学位。在当时，瑜伽几乎已经成为我生活的全部。后来，我开始管理瑜伽生活学院的一些事务，这个位于宾夕法尼亚州的瑜伽工作室和教育中心是鲍勃在1996年创办的，同时我还负责 *Yoga Living* 杂志的编辑工作并全职教授瑜伽课程。在接下来的5年里，我以飞快的速度开启了自己的瑜伽之旅，成长为一名出色的瑜伽教师。我积累了数千小时的课堂教学经验，并接受了极为丰富的瑜伽教育，同时，积累了大约2 500小时的瑜伽和解剖学训练。在我全职教学的第五年，我经历了一次改变我一生的脊椎损伤，我不得不接受物理治疗。最初在我接受物理治疗时，物理治疗师需要了解很多关于我的运动习惯及代偿模式的信息，于是我便花了一年的时间，专注于发现我旧的运动习惯，并探索新的运动方式。在这段时间里，我有一段时间暂停了瑜伽姿势的练习，对于我在强化训练期间学到的一些东西，也产生过一些怀疑。当我痊愈并重新开始练习瑜伽的时候，我知道我做瑜伽姿势的很多方式都必须改变。在物理治疗的启发下，我开始清楚地了解什么是有效的，什么是无效的，并且为了我的个人学习，我开始探索瑜伽领域之外的运动练习来优化我的训练。普拉提、费登奎斯、连续运动、结构整合、颅骶疗法和身体运动疗法对于我的个人练习都起到了积极的改变和促进作用。

斯塔凡 我曾经是一名瑞典的田径运动员，作为运动员的成长背景让我对身体和运动有很多不同于普通人的观点。我一直对按摩调理很感兴趣，所以我很自然地把这些知识与我在物理治疗领域的专业经验结合起来。作为一名物理治疗从业者和物理治疗师的教师，我总是通过学习运动知识和进行身体训练（身体训练，如费登奎斯法、亚历山大健身术等，强调个人内在的身体感觉和体验，以此作为一个人如何在日常活动中采取行动的基础）来获得灵感和洞察力。我继续被运动的体验吸引。对通过运动创造更多意识的好奇心最终让我获得了费登奎斯法的认证，这一训练极大地影响了我对身体及其表现的看法。探索我的行动和观察习惯改变了我自身体验的方式，也改变了我理解文化和社会的方式。同时它也影响了我看待物理治疗的方式。多年来，我在美国各地工作，观察物理治疗是如何进行的。我曾与世界级的运动员、舞者、音乐家和演员合作，以满足我对习惯性动作如何限制表演和表达的好奇心。在过去的 8 年里，我在纽约拿撒勒学院从事物理治疗专业的教学工作。我的教室也是一个实验室，在那里我们探索复杂的运动和人体。我研究的一个自然演变是探索瑜伽疗法领域。随即，我在 2004 年加入了国际瑜伽治疗师协会，并在 2011 年加入了瑜伽生活学院的综合瑜伽治疗培训项目。一年后，我开始与克丽丝滕合作，并在该项目中任教。

共同合作

我们相遇的时机是偶然的，彼时我们都准备好从不同的角度探讨运动及其与人类体验的关系。在我们合作的最初几年里，我们互相了解，提出问题，分享想法和资源。然后，我们回顾了我们多年来探索的所有运动训练，并讨论了它们的效果以及它们在学习结果方面的异同。是什么使一种方法更有效或更无效，为什么，以及对谁？什么是真正意义上的有效的功能性训练？在课堂和训练中，我们越多地反思、观察和运用不同的概念，我们就越对神经系统如何通过解决运动难题而进化产生兴趣。我们找到了习惯的概念，并创造了利用瑜伽姿势的变化来挑战神经系统的学习结构。获得适应新环境以及将从瑜伽训练中学习的知识应用到我们的日常活动中的能力这一过程充满乐趣。

在我们多年的合作中，我们谈了很多关于教学概念的问题，并花时间研究了探索运动的各种教学机制和系统。我们也谈论了很多关于学习风格、教学方法、时机和传达的问题。在那个时候，在我们撰写综合瑜伽疗法训练项目报告的过程中，我们还对本书中陈述的基本概念做了延伸。当然，这项工作也随着我们的个人训练扩展到了我们的其他课程、研讨会、培训和与私人客户的会议中。幸运的时候，我们可以一起在整个周末进行教学，在这样的环境中，我们可以在对方教学的时候，互相观察彼此的教学并观察学生的反应。训练结束后，我们立即讨论学生的训练经验。当我们继续教学、观察、聆听和讨论时，我们可以清楚地看到在本书中的一些原则（如识别、区分和整合）均反映在了我们学生的学习成果中。

恰在此时，人体运动出版社给克丽丝滕打电话提出了一项建议，当时我们意识到我们有足够的信息来写一本关于我们形成的观点的书，我们很高兴有机会让我们教室以外的人接触到这些内容，这样他们也能体验到我们创建的结构和训练的好处。我们合作故事的其余部分就是你现在握在手中的这本书了。这项工作已经把我们带到了意想不到的新地方。谁知道我们还会去哪里？就目前而言，我们认为这是一个有生命的东西，期待看到你们如何与我们分享的观点互动。我们很好奇你们将如何使用训练的结构，以及你们的整合意识的新层次将是什么。我们希望在阅读本书后所做的练习将有助于你继续享受生命中的所有活动。

如何最好地阅读这本书

这本书的目的是引导你通过具有功能性的瑜伽训练来更深入地了解自己：识别、区分和整合你想要更深入地认识到的生活领域。当你这样做的时候，你应当愿意以新的和创造性的方式去探索自己的运动习惯。打开心扉去进行新的体验，准备好享受书中这一训练形式带来的乐趣吧。一旦了解了我们为你的探索所设定的框架，你就可以愉快地扩展框架并将训练融入其他活动。每当你在书中遇到一个重点说明的探索时，做练习，花时间感受你的体验。理解我们所阐述的结构将是很重要的，同时把这些概念融入实际的训练将有助于你与正在学习的知识建立更有意义的个人联系。本书分为以下三部分。

第一部分：瑜伽疗法的基本原理

这部分介绍瑜伽疗法的概念和基础信息。它将解释瑜伽疗法训练观点的基础和做法，并说明它们如何支持你的积极的生活方式。这个部分开启的瑜伽治疗之旅是与各种思想、运动、呼吸探索相结合的过程。第 1 章探讨瑜伽与瑜伽疗法的区别。第 2 章和第 3 章介绍运动系统，并讨论如何连接大脑和身体，挑战神经系统，以及解决运动难题。在这里，我们还将介绍贯穿整本书的识别、区分和整合的概念。理解这些概念将帮助你最大限度地从训练中获益。第 4 章建立在前面学习的基础上，介绍了与呼吸、形象化、感官控制和专注力有关的重要信息和经验。理解和应用这些训练将有助于你在进行本书后面部分所介绍的练习时获得更佳的效果。

第二部分：训练的基础

本书的第二部分提供了基于探究和好奇心创造训练的见解。我们首先了解辅具的创造性使用，然后探讨结构变化、身体感觉、意识培养和训练局限的概念。我们也将探索更多的适应性呼吸、冥想和放松的体验。我们从两个角度来看待损伤：一是如何在瑜伽训练中预防损伤，二是如何利用瑜伽疗法来预防其他活动中的损伤。本部分将为你创建一个智能的、可持续的、具有功能性的瑜伽训练。

第三部分：终生健身的姿势

本书的最后一部分建立在你前面部分所学的基础上，并继续扩展你的瑜伽姿势的知识基础。当你继续将识别、区分和整合的原则付诸训练时，你将探索意图的力量。你可以选择第9章和第10章中强调的数百种姿势变化，支持你不断加强的瑜伽训练的意图。只要你喜欢，我们鼓励你去探索和使用本书的这一部分——有足够的材料让你实践相当长的一段时间。我们希望你一次又一次地回到这一部分来，随着你多年来的目标和需求的变化而调整并增强你的训练。最后一章——第11章，给你更多的想法，即利用你在书中学到的一切来帮助你保持积极的生活方式。随着你的训练继续深入，它也会为你开拓新的领域和体验，让你集中精力并与我们一起练习。

快乐探索！

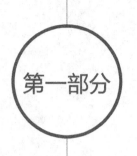

第一部分

瑜伽疗法的
基本原理

1
什么是瑜伽疗法

当提及瑜伽时，你会想到什么？你想到的，通过阅读获知的，或听说过的瑜伽是什么——或不是什么呢？关于这个问题，每个人都有不同的答案。关于哪些因素影响他们将瑜伽作为一种艺术形式或训练的方式，每个人都有独特的视角和经历。

下列是过度简化的答案。

- 瑜伽与伸展运动有关。
- 瑜伽是保持健康的方式。

下列是过度解读答案。

- 瑜伽可以治愈某种疾病。
- 瑜伽对于每个人都有好处。
- 瑜伽比治疗更好。

并且还有一些个人成效。

- 瑜伽帮助我减压。
- 瑜伽让我变得更好。
- 瑜伽让我保持平衡。

有趣的是，在特定的背景下，这些答案中的任何一个语句都有可能是正确的回答，甚至包括过度简化和过度解读的答案。有些人认为瑜伽是他们健身计划的一部分，仅此而已。而对许多人来说，瑜伽是丰富的文化历史的一部分。还有些人则认为这是一种非教条主义的虔诚的练习。有些人涉足上述所有方面，但不认为自己是"瑜伽士（yogi）"或"瑜伽女（yogini）"。关于瑜伽如何帮助一个人治愈严重的健康问题，如减肥、调节焦虑、减轻背痛、减少依赖药物、提高运动表现、增强能量等的例子比比皆是。

你有可能做过一些瑜伽练习，或者至少认识几个做过瑜伽练习的人。也许朋友、物理治疗师或脊椎指压治疗师建议你尝试瑜伽练习；也许你是一名瑜伽教师新手，或者是经验丰富的专业人士，想继续从事你的教育，渴望为你和你的学生带来新的信息。

无论是通过自身经验还是旁观他人，你可能已经注意到就像冰淇淋的多种口味一样，瑜伽分为很多种类。当地的健身房和工作室通常会为你提供快节奏的课程，随后你需要好好地冲个澡并饮用足量的水。而有些小众的课程，会慢慢地引导你进入持续数小时的深度放松状态。还有一些个体会参与那些较有难度的课程，如吟诵，当地的工作室、公园、社区中心、诊所和其他场所可能会提供此类练习。你可能有幸接触过丰富的课程，清晰地将上述各个方面结合到了一个全面的训练中。虽然所有这些体验是不同的并有效的，但它们有一个共同的主线：它们从根本上关注在一个普遍的团体环境中教授技术。这是我们所谓的瑜伽课或团体瑜伽训练的主要特点。

瑜伽与瑜伽疗法

你或你认识的人在团体瑜伽课上可能经历过某种深刻的转变或治疗，当获得了治疗性的成果，我们可能会觉得这是一次飞跃，但它们不一定是瑜伽疗法。瑜伽疗法从表面上看可能与常规瑜伽相似，但内在却有明显的区别。

瑜伽疗法的主要特点在于练习中的个性化本质和个性化的学习成果。这不仅仅是一位团体班里的老师为你的体能训练提供了技巧性的调整或姿势上的建议，而是一种专门为你量身定做的训练。瑜伽疗法考虑到了你整个人——你的身体、现有的健康状况、个人历史、世界观、性情、生活目标、人际关系、工作与生活的平衡、情感意识、精神耐力和精神联系的独特结合。瑜伽疗法并不是必须根据你的需要进行改进的一般性技术指导，而是给予你一种整体构架上的支持，由此你能够创造一个属于并适合你自己的瑜伽生活方式。

将瑜伽疗法作为一种生活方式

瑜伽疗法是在生命的各个周期中增强、维持和恢复健康的综合训练，无论你是已经很积极，希望变得更加活跃，还是只是想在你的黄金岁月继续进行你喜欢的活动。通过这种方法，你可以做出更有意识并且更加积极主动的选择，以支持你的健康和长寿，这转而可以为你提供一种更好的日常生活体验。

瑜伽疗法的参与者被鼓励做出关于工作与生活的平衡、营养、休息、人际关系、运动和思维模式方面的健康的选择。关注生活方式因素为减轻压力、减少体内炎症、减缓身心退化、增强免疫反应、调节生理功能、给身体带来活力和能量、控制疼痛、提高身体意识、改善肌肉骨骼功能等方面带来了希望。通过这种方式，瑜伽疗法支撑着整个人——身体、能量、感官、智力和精神——寻求保持生机和活力。

瑜伽疗法从传统瑜伽中提取了基本的生活方式指导。这一极为丰富的传统现在已被纳入现代医疗保健领域，不同的科学家和医师群体对此进行研究。科学家们正在运用他们自己的定义和认知去研究瑜伽如何减轻种种心理和身体疾病。这些整合的资源为我们提供了科学见解，即为积极健康的生活提供一般性指南。这些训练包括运动、呼吸练习、心理技巧、生活方式教育，以及旨在使身体和心理达到平衡的关于个人成长的哲学。

不断增加循证依据

我们生活在令人兴奋的时代，瑜伽的传统训练正在满足现代社会的需要，并被纳入前沿的科学研究中。关于古老的训练是如何作为一门治疗学科这个问题，尽管这种研究对它提供了令人惊奇的新见解，但是也有缺陷。量化像瑜伽疗法这样庞大和全面的东西是很有挑战性的。当考虑到人类全部体验时，研究人员要从哪里开始呢？是否有可能确定康复是在何处以及如何发生的？是哪方面的改进带来了变化？是姿势、呼吸练习、态度改变、压力减轻、睡眠改善、冥想练习，还是更好的饮食？我们很容易指着一件事说，"就是这样，这就是治愈我的方法"。但通常情况下，整体模式并非如此。一种改变会产生另一种变化，而造成的事物之间的联系往往是我们最强大的疗愈经历的核心。

作为瑜伽治疗师，我们想要谨慎地融入简化的科学模式，同时开放性地融合科学研究得出的见解和理解。在瑜伽治疗领域，许多有智慧、专注的人正在努力更好地确定训练是如何起作用的。科学研究成果的应用为瑜伽疗法被主流医疗系统所接受铺平了道路，这对于瑜伽领域的发展非常重要。但我们需要时刻认识到，试图将体系庞大的瑜伽疗法改造成医疗保健模式，或者将瑜伽疗法简化为一套标准化的技术，有可能大大降低其效用。

这就要求瑜伽治疗领域的从业人员配合研究并从中学习，但不应受到科学模式的影响。我们需要看看如何从全局的角度进行研究，以便我们可以完善我们对瑜伽疗法的理解，同时保持整体的观点完整。我们认为这是传统的瑜伽训练的身心定向与医学、心理学、解剖学、生物力学、生物学、运动学和神经科学等领域之间不断发展的意见交换。在某些情况下，我们可能能够精确地确定行动的具体机制，但有时候我们却做不到这一点。虽然不知道某种方式是如何起作用的，但如果有效的话，这不应该阻碍我们对此进行应用。探索着无法量化的领域可能会让人不舒服，但从很多角度来说，这就是瑜伽的本质。

一些支持瑜伽疗法的最有希望的研究是关于神经科学领域。这本书将以神经系统作为训练的指导，提供培养更深层次的意识、敏感性和响应性的结构。从神经系统的角度进行的训练提供了一个模板，从中你可以做出更明智的选择，达到日常生活中的最佳功能。它也会让你增强从所有活动中得到的快乐感。

治疗：整体模式和医疗模式

当我们谈论通过瑜伽疗法达到最佳健康状态时，最有趣的考虑之一是从医疗模式转向整体模式。医疗模式假设医疗服务提供者与客户之间存在主客体关系。这意味着提供者（主体）将对患者或客户（客体）产生某种类型的影响。基本的期望是通过评估、诊断和某种干预措施（如药物、手术或治疗）来达成这一效果。患者是被动的治疗接受者，并没有积极地参与自己的治愈过程。

给我讲，我会忘记。向我展示，我可能记不住。让我参与进来，我就会理解。

——作者不详

值得注意的是，许多医生并不一定希望以这种方式发挥治疗效果。虽然他们可能鼓励他们的病人多为自己的健康负责，但为这些改变提供支持结构不属于他们的专业范围。他们可能会建议病人减轻压力，改善饮食，或增加锻炼，但病人回去后不知道如何去做。虽然医生可以告诉他们的病人健康与实施某种行动方案有关，但他们所从事的主客体模式不允许他们跟踪他们推荐建议的实施情况。这取决于病人去创造或寻求其他支持以实现生活方式的改变。

在处理需要诊断支持和解决方案的急性病例时，主客体模式具有实际优势。在生死攸关的关键情况下，如阑尾即将破裂、严重事故或紧急手术，患者无法对目前发生的事情做出积极回应。然而，如果他们在急性痛苦之前使用瑜伽治疗生活方式的原则来照顾自己，他们已经为改善免疫反应和加速恢复奠定了基础。

主客体模式在处理生活方式疾病，如Ⅱ型糖尿病、某些类型的癌症和心脏病、关节炎、骨质疏松症、高血压和常见的消化障碍方面不太成功。让医生来治疗一种生活方式疾病，对病人来说可能是很方便的。但这是一种虚假的便利，因为虽然这些干预措施在症状初期可能是有所帮助的，但它们通常不能解决问题的根本。当我们把病势与治疗症状而不是病因结合起来，并且许多普通药物具有副作用，造成患者和最初的状态一样糟糕，有时甚至比最初的状况更糟糕，病人就会陷入失去选择和不必要痛苦的循环中。在这里，瑜伽治疗的整体模式可以成为当前医疗保健的宝贵伴侣。瑜伽疗法不能取代现代医学或心理咨询，相反，它帮助病人建立健康的模式和生活方式来支持他们与医生、心理学家、物理治疗师、脊椎指压治疗师、营养学家或其他医疗人员共同进行的工作。

顾名思义，整体模式强调了人的整体的重要性，并探讨了其各部分之间的相互依存关系。瑜伽疗法将人类经历的不同方面划分为现实五层，即所谓的人的五层意识。他们从总体（更有形的）到精细（不那么明显的）按此顺序排列：身体、精力、情感、智力和精神。

除了整体的观点外，许多瑜伽疗法可以用来使具有活力的人保持活跃。这些包括运动探索、瑜伽姿势、呼吸课程、提高头脑清晰度的锻炼，以及其他支持个人成长和发展的过程。

瑜伽疗法呼唤个人行动

传统的瑜伽练习提供了一套发挥潜能的指导原则，称为自我实现。选择完全参与这一过程的人使用这些结构作为更深层次的自我理解的机制。它以学习如何放慢速度、降低活跃度、更有能力关注当前正在发生的事情为开始。这种意识使他们能够识别并最终进行瑜伽训练，以帮助建立起健康的身心联系。

当你获得新的自我意识和理解层时，瑜伽也提供了工具来解析你的意识系统，看看你习惯在哪里受到伤害或获取帮助，并理解你现实中不同的但相互关联的层面。瑜伽告诉我们，虽然你可能并不总是能够控制外部环境，但你可以选择把你的内部环境和外部环境区分开来，并以此来理解你对外部刺激的习惯性反应。与其寻找外在表现的线索，你可以开始寻找内在的力量来做出更少保守的和更多有意识的选择。

在这本书中提出的瑜伽疗法的观点是为了支持你的积极生活。它提供了多种工具来帮助你提高对你的想法、感觉、行动和行为的认识，这样你就可以开始、返回到或继续享受你喜欢的活动。你将学习如何整合新习惯和旧习惯，这样你就可以从整体反应中选择出最佳的运动，而不是简单地对发生的事情做出反应。这本书有许多帮助为你的健康和长寿做出积极选择的工具。

运动：开启健康与长寿之门

每个你进行（或没有进行）的活动都在某种程度上影响着你的身体和大脑。你在运动习惯、饮食、睡眠习惯、预防性保健、工作与生活平衡、情感健康、人际关系和精神等方面所做的选择，都对你的健康和长寿产生了巨大影响。

生命是一个活动和休息组成的循环。当你幸运的时候，活动和休息无缝地结合在一起，创造了一种和谐和平衡之感。在美好的一天中即使是最平凡的活动也充满了目标感：每一次行动都带有某种意图、正念、精力充沛的意识、情绪智力和身体活力。过少或太多的活动会使你失去平衡，你会感到疲惫、支离破碎、不知所措或压力过大。

当你失去平衡或放任自流时，你最终从生活中得到的快乐会减少。

运动通常丰富了我们的生活经历。*World Sports Encyclopedia* 中估计，至少介绍了 8 000 项本土体育项目和体育比赛。有这么多的运动和比赛，很难选择参与哪一个。除了运动和比赛之外，在生活中还有其他一些活动，比如散步，与朋友交往，与孩子玩耍，到新地方旅游，烹饪美味的食物，或从事创作活动，如绘画、手工制作、构筑或解构、按照节奏演奏音乐或跳舞等。很难在我们的生活中挤出进行我们全部想要的活动的时间。

> 运动是生活。生活是一个过程。提高这一过程的质量就是提高了生活质量本身。
>
> ——摩西·费登奎斯，费登奎斯法和动中觉察的创始人

有些活动比其他活动更有诱惑力。你所认为的那些愉快的活动（或者不是）取决于你的天赋、性格、教养、精力水平、对生活的态度以及对工作和努力的信念。当然，活动和必要的休息平衡可能因人而异。需要考虑的因素包括生命阶段、身体状况、位置、职业以及健康的能量水平。如果你已经读过这本书，你很可能会有动力去做以下几件事。

- 对自己的健康更加积极主动，自我发展。
- 维持或提高当前的活动级别。
- 将你分散的注意力集中。
- 管理你的压力。
- 提高你的能量水平。
- 通过个性化的瑜伽疗法练习，提升练习效果。
- 从疾病或受伤中恢复身体，使你返回到你喜欢的活动中。
- 提高你日常运动的表现。
- 在你的日常运动中体验更多的乐趣。

个性化瑜伽治疗计划所产生的意识可以触及这些领域中的一个或全部，潜力的确如此巨大。虽然瑜伽疗法的广泛性和综合性并不是这本书的主要重点，但你当然可以关注关于它的身心运动练习是如何影响你生活的其他方面。当你的身体有所改变的时候，新的意识将不可避免地出现，从而使你在思想和精神上做出相应的转变。

为什么要在当代应用瑜伽疗法

技术正在改变我们的身体和大脑，这已不是什么秘密。如果你出生在 20 世

纪 70 年代之前，并且还记得你没有智能手机、笔记本电脑、平板电脑或平板电脑作为日常生活的一部分的那段时间，你可能已经感觉到了自身以及你周围的人身上的这些变化。我们的生活和交流方式发生了深刻的变化。科技的便利改变了一切：改变了我们社交、处理信息、感受、饮食、睡眠，以及我们看待世界的方式。

现代人类活动中固有的不平衡是：我们的身体活动越来越少，然而我们的大脑比以往任何时候都吸收了更多的信息。花点时间考虑一下这句话的含义。身体和大脑擅长适应和分类，但在这种特殊的进化过程中，我们失去了什么呢？虽然许多科学家、人类学家、医生、物理治疗师、教育家、营养师、瑜伽治疗师和其他聪明的人都在问这个问题，甚至想出解决办法，但我们可能需要一段时间才能完全理解生活在科技时代，以及我们的持续进化对现代人的影响。

现代人最常见的挑战之一是与身体及其活动过程保持联系。与身体脱节导致执行基本健康运动模式的能力下降。在不同的平面上简单的蹲下、爬行、滚动、旋转、弯曲、跪下、平衡、站立和行走都对身体的所有系统有着巨大的价值。意识运动在比我们之前提及的更多方面影响着我们的健康——肌肉、骨骼、器官、腺体和神经可能有正面影响——通过开启或关闭某些长寿模式，影响到细胞水平。不仅仅是久坐影响我们的生活，也包括与祖先相比我们的日常活动缺乏多样性。这种缺乏多样性的情况正在改变我们的大脑，改变我们的身体组成，阻碍发育模式，缩短寿命。

经常做瑜伽和锻炼的活跃人群仍然面临着这种能力下降的风险。去健身房、做运动、徒步旅行，或者每周上几次瑜伽课，都不能消除每周坐上 40 到 60 小时可能造成的伤害。再加上许多人在进行重复运动时与身体失去联系，身体就会因存在功能障碍而发生损伤。现代人普遍存在的"不劳不获"的心态也于事无补。很可能许多人在锻炼过程中都在重复他们日常生活中效率低下或粗糙的运动模式，只是速度更快，精力更充沛。

虽然这本书中包含的许多运动都可以被认为是锻炼，但我们建议你把它们看作是挑战你的神经系统以及给你的身体和大脑进行新形式输入的日常活动。每天有意识地做一些小活动会带来身体和大脑的巨大变化。

个人主义与探究

在一个持续吸引你的注意力，寻求外部的投入和认可的世界里，面对文化规范，个人探究的行为可以从中得到释放。尽管有时可能会不舒服，但有意识并做出完全有意识的人生选择，会给你提供基于内在意识的生活和行动的潜力——无论外在世界发生了什么，都要与自己平静相处。

瑜伽疗法越来越受欢迎的原因之一是它提供了一个广泛的概念、技术和训练模式，你可以从中探究内在自我感知。你可以选择你想要发展的意识水平和类型，瑜伽治疗师在这条道路上扮演着专业向导的角色。

现代教学方法还没有完全扼杀探究的神圣好奇心，这简直是一个奇迹。
——阿尔伯特·爱因斯坦

瑜伽疗法使你能够更深入地探索自己，并使你成为一个更加积极主动的参与者来体验生活。你因更深层次的自我感知而活跃。神经系统帮助你获得更多的自我理解。当你意识到自己的内在暗示，并利用它们来更好地响应不同环境下神经系统的需求时，大脑就可以通过新的输入（神经可塑性）来改变大小和形状。这转而又会使你在学习过程中更积极地响应、更敏感、更有活力。

当你处理与瑜伽练习相关的信息时，认识到每个人都是独特的这一点是重要的，并且会根据先前的条件、信念和练习意图做出不同的回应。健康和健身文化有一种趋势，会使个人体验成为一种普遍的体验：我以这种方式改善我的力量，那么你也应该用这样的方式来提高。另一种倾向是让人们以绝对的方式说话，以下是最常见的。

- 用这种方式是正确的。
- 你做得不对。
- 应该这样做，那样做是错的。

这种以绝对的语气进行的说话方式很久以前就已经建立了，我们也许可以写一整本书，说明这种交流方式在现代瑜伽文化中如此盛行的心理、社会等各种原因。但这不是这本书的重点，所以只要这种趋势存在，它就会让人们在走向健康、积极的生活方式的过程中感到困惑或无力。

在瑜伽世界里，总有老师会告诉你必须或不得不做些什么才能使你的瑜伽练习真实、正确或符合他们可能提出的任何权威性的要求。甚至在我们的文化里有一个绰号形容他们：瑜伽警察。你可能会发现他们在健身房、工作室、静修中心或者经常在社交媒体的评论区和博客上巡逻的身影。

你会注意到，这本书的语气与"瑜伽警察"有明显的不同。我们独特方式的基石之一是对个人调查的关注。与其告诉你什么是对或错，我们更愿意鼓励你去注意、感知、感觉、理解及回应你的练习。关注、探究的行为本身就是一门艺术。面对一个提供无穷无尽的分散注意力机会的世界，这并不是容易做到的。因此，我们鼓励你在磨炼你的专注能力时，要对自己有同情心和耐心。

在我们尽可能尊重这项调查，尽可能找到答案的同时，我们也是自己领域中的教育工作者和专家。从本质上说，我们花了很多年来测试我们的假设，从同龄人和学生那里获得反馈，并完善我们的过程。我们的工作引导我们避免教条和绝对的战战兢兢。

随后，我们的项目被设计成鼓励学生探索瑜伽疗法的原则，这种方式具有高度的个性化以及深远意义。

首先，我们假设你没有任何问题，而且你已经在尽你所能地利用你所得到的信息。我们作为教育工作者的工作是组织有意义的结构，通过这些结构你可以探索你的意图和行为，并创造一个环境以实现转变。简而言之，我们为你提供指导，让你探索瑜伽疗法。我们给你提供历史、哲学和训练来把传统和现代的需求联系起来，这样你就能更好地感受当下瑜伽疗法对你意味着什么。我们提供了一条允许进步和探索的明确的道路。我们的目标不是把你带进任何一方的观点中，而是让你从这本书开始或继续你的瑜伽治疗之旅。然后，我们鼓励你以任何方式去进步，使你更接近积极的生活方式的目标。

当你将身心融为一体，具有自我辨别能力时，你的自我意识将转变为自我培养力。在你自我发展的基础上，你将充满信心，并在你的瑜伽治疗训练中取得进展。让我们开始吧！

2
训练动作

　　这一章着重强调身体的运动系统。其中包含相关的解剖学、神经系统，以及大脑如何将其联系在一起，从而提高效率和运动质量的简要概述。我们分解描述了学习新动作的各个阶段，并提供了一些简单的技巧来说明如何参与这种学习，以及为什么它是重要的。我们提供例子和运动探索，强调瑜伽疗法如何帮助你更有技巧地与神经系统一起运作，从而在所有的生活活动中创造更多的选择。

运动系统概述

　　我们总是处于运动中。我们的很多动作可能有损伤风险，是习惯性和自动性的，但这些仍然属于运动。我们甚至会在睡梦中移动。指导和通知这些运动的系统是什么？对运动系统的看法，大约在100年内没有过改变。运动系统的每个组成部分对整个运动的贡献有多大，这一观点有所改变。运动系统有三个基本部分。

　　1.肌肉（肌肉、肌腱和筋膜）。

　　2.骨骼（骨骼、关节和韧带）。

　　3.神经系统（中枢神经系统和周围神经系统）。

　　运动是这样发生的：肌肉通过十个节点连接到骨头上，骨头通过韧带相互连接，神经系统给肌肉发出信号，从而拉动肌腱，使骨骼产生运动。很简单吧？其实，运动并没有那么简单。

　　当我们提高以非侵入性的方式观察身体的能力时，我们也提高了对运动的理解能力。我们对运动系统各组成部分之间相互作用的看法发生了变化。虽然我们仍然认为这三个基本组成部分是相同的——肌肉、骨骼和神经系统——我们现在知道了许多内部和外部因素影响着我们的运动，特别是神经系统的运作方式。

　　生活方式因素影响着神经系统，如悲伤、营养、焦虑、嗜睡、愤怒、动机和其他压力因素，也会改变我们的运动方式。我们可能会根据我们的情况更快、更慢、更小心或更积极地进行运动。神经系统从内部和外部环境接收到信号以及发出信号对我们的运动的影响比以前认为的要大得多。

　　这个关于运动系统的各个部分是如何相互作用的新观点更难理解，因为它很难形象化。根据大脑信号通过神经传递给肌肉这一信息，可以想象到肌肉拉动骨骼产生运动。难以想象的是，我们所处的环境实际上改变了神经系统向肌肉发出的信号。好消息是，神经系统或多或少已经准备好在各种内部和外部环境中采取行动，尽管造成神经系统影响行动的因素不计其数。动作产生的复杂性是很难理解的。神经系统的工作是解决情境的困惑，以及如何在各种情况下进行最高效的运动。

如果神经系统无法找到解决运动难题的方法，或者无法在特定的环境中选择合适的动作，结果可能是疼痛或无意识地回避特定的运动。避免进行的动作越多，就越不能过充实而活跃的生活。

即使你认为你按照和以前一样的方式做了一个动作，神经系统可能会根据你所处的环境以一种不同的方式来激活肌肉。在这本书中我们的观点是，运动很大程度上受神经系统的影响和支配。因此，要想在一生中保持活力，你不仅要锻炼肌肉，还要确保你的神经系统已经做好接受新事物的准备。我们把瑜伽疗法看作是一种身体教育（通过生命体学习），并将瑜伽姿势作为指导神经系统解决运动难题的方式。

瑜伽疗法可以让你更清楚地了解神经系统以及运动系统的其他方面的变化。当你使用瑜伽疗法时，你会对运动的以下方面变得更加敏感——关于它如何根据你的环境和习惯而改变，以及你如何创造更多的选择。通过给运动系统注入意识，活动会变得更愉快，你完成运动的时候会更省力，并且你能够有意识地根据当前的环境调整你进行活动的方式。

为了确保瑜伽疗法的这些好处，以下是必不可少的。

- 关注动作及其细节。
- 练习各种瑜伽体式。
- 练习同一瑜伽体式的不同变式。

我们现在了解到多样性是保持运动系统健康的因素，它将使你在整个生命过程中保持活跃。多样性使神经系统保持健康和快乐。日复一日地以同样的方式进行瑜伽体式，与做任何不变的动作一样没有益处。记住，神经系统是一个解谜器，如果它没有问题要解决，就会变得"懒惰"。改变你的动作会给神经系统带来挑战。当神经系统解决了运动难题时，你不仅可以观察到运动模式的变化，还可以观察到行为的变化。动作和行为模式的改变标志着运动系统完成了一次成功的练习。在我们深入探讨我们在运动系统中学习的含义之前，让我们先深入了解运动系统的各个组成部分。

骨骼、肌肉和筋膜

肌肉骨骼系统由骨骼、肌肉、韧带、肌腱和筋膜组成。人体骨骼由 206 块骨头组成，大约有 650 块肌肉。通常，肌肉和骨骼在运动系统的肌肉骨骼部分受到的关注最多（图 2.1），这很容易理解。我们可以在皮肤下看到肌肉，我们能够在身体的很多位置感觉到骨骼。当科学家最初解剖尸体时，他们按照以下含义划分身体：通过肌腱附着在骨头上的肌肉和通过关节连接的骨头。它们拉动着肌肉并且是肌肉的拉力产生了骨骼的特定运动。因此，将肌肉和骨骼分开是有意义的，而且很容易做到。

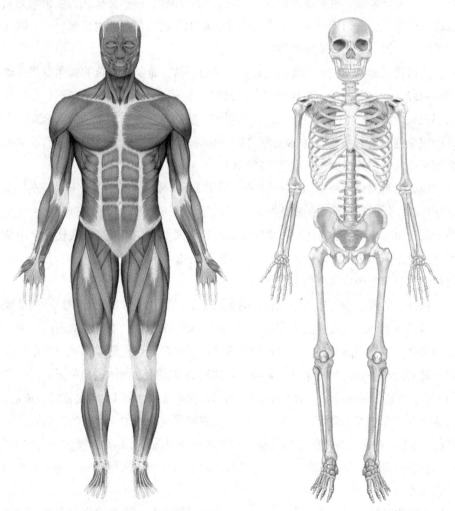

图 2.1 肌肉骨骼系统的肌肉和骨骼

大多数用于科学研究的尸体仍然是保存下来的旧尸体。在保存下来的尸体上，不容易被看到的是筋膜，即包裹肌肉和其他器官的纤维组织的薄鞘，形成了一个完整的身体。从 20 世纪 50 年代开始到现在，像艾达·罗尔夫、汤姆·迈尔斯和罗伯特·施莱普这样的杰出人士看到了筋膜上的图案，并研发了模型来研究它如何影响身体的模式。艾达·罗尔夫研发出一种与筋膜一起工作的方法，汤姆·迈尔斯研发了他的解剖训练系统。罗伯特·施莱普开始研究筋膜在运动系统中的作用。但在筋膜的近期研究之前，捷克布拉格的一位名叫弗拉基米尔·扬达的医生看到了人们身体中常见的模式。

扬达是来自捷克共和国的康复医师，他通过感觉运动系统的角度进行康复治疗。他认为许多常见的康复问题都是运动控制的问题，而不是孤立的肌肉无力或紧绷。他并没有遵循当时主流方向，专注于运动系统的前两种组成部分——肌肉和骨骼——而是专注于研究神经系统。

扬达通过运动控制和功能稳定性研究神经系统。他从全方位的视角看待运动功能障碍，并指出，运动系统的三个组成部分中的任何一个功能障碍不仅是一个局部现象，而是会出现在整体上。他还观察了解剖学和运动学是如何整合到一个人的整个生命过程中的，并称之为"功能解剖学"。从那里，扬达了解到运动系统如何倾向于在某些模式下发生功能障碍。

扬达将肌肉分成两组，活动过度的（过于活跃）和活动减退的（不够活跃的）。扬达从高、低活动性肌肉的概念出发，发展了上、下交叉综合征的理论。上交叉综合征（UCS）可以被描述为典型的头前倾和圆肩姿势，尤其是在现代社会中从事办公桌工作和久坐不动的人群中，这是很常见的（图 2.2）。下交叉综合征（LCS）包括髋关节屈曲和腰椎前凸（图 2.3）。

在扬达的观点中，患姿势综合征的原因是运动控制的改变导致了肌肉运动模式的错误。活动过度的肌肉太容易激活，而且又短又紧绷，而活动减退的肌肉则受到抑制，不太容易被激活，而且缺乏力量。这会导致肌肉萎缩，肌肉缩短。往往在耐力活动（如长时间保持正确的姿势或较高难度的瑜伽体式）中更多慢肌参与工作，而适合快速爆发力量（如站立或做动态瑜伽）的快肌则不会被完全激活。扬达让康复专业人士意识到，伸展紧绷的慢缩肌以及单独加强虚弱的快缩肌是不够的。相反，扬达认为功能障碍是包括神经系统在内的整个运动系统的一种状态。正如我们要继续学习的那样，整体运动系统的观点变得越来越重要，这一观点中包括筋膜。

筋膜将身体的结构连接成一个无缝的整体（图 2.4）。我们现在了解了筋膜可

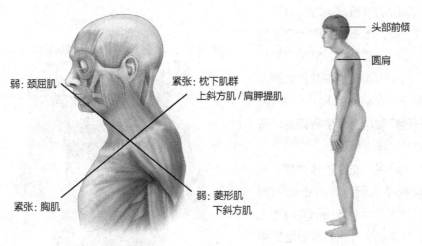

弱: 颈屈肌

紧张: 枕下肌群
上斜方肌 / 肩胛提肌

紧张: 胸肌

弱: 菱形肌
下斜方肌

头部前倾

圆肩

图 2.2　扬达上交叉综合征

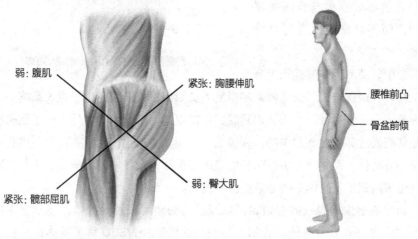

弱: 腹肌

紧张: 胸腰伸肌

紧张: 髋部屈肌

弱: 臀大肌

腰椎前凸

骨盆前倾

图 2.3　扬达下交叉综合征

以让肌肉与肌腱融合，肌腱与骨骼融合，而不是将身体划分为特定的肌肉、肌腱和骨骼。筋膜连接身体的结构并将它结合为一个整体。

筋膜是包裹身体结构的结缔组织。内脏筋膜包围着内脏器官。对于运动系统来说，更重要的是筋膜包裹肌肉的方式。筋膜层不仅围绕着每块肌肉，而且围绕着每个肌束和肌肉纤维。在肌肉的末端，肌肉与肌腱融合，并与骨骼融合。

筋膜不是一个新概念或新发现的组织类型。筋膜是一种长期被忽视的结构，或至少其功能被忽略的结构。当科学家将身体分成不同的部分，命名为肌肉、骨骼、肌腱和其他结构时，对筋膜进行分类是困难的，因为它不能被分成明显的部分。筋膜遍布全身，历史上被认为是其他东西的一部分，或者是肌肉的包裹物。筋膜通常被认为不值得研究，所以被从尸体上摘除。

这种观点正在迅速改变。在当今世界范围内，关于筋膜的作用和重要性的理论研究越来越多。整个肌肉骨骼系统通过筋膜相连。当你进行多种多样，非习惯性动作的瑜伽体式时，实际上你是在更有效地参与到筋膜系统中，而不是常规地进行直线伸展。

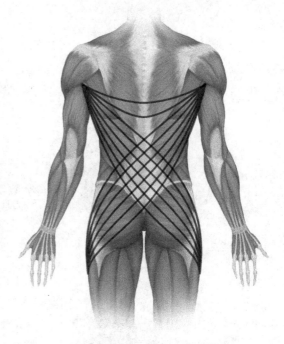

图 2.4　筋膜是在人体周围结合的结缔组织

迈尔斯的解剖训练概念对身体工作者、瑜伽老师、运动教师和康复人员如何看待筋膜产生了重大影响。迈尔斯和其他人已经让专业人士认识到筋膜不仅仅是一个包裹物。他观察了肌肉和骨骼是如何通过筋膜连接起来的，并提出了筋膜线的概念。他没有按照肌肉和骨骼类别划分身体，而是研究了肌肉和骨骼是如何在整个身体的纵向结合中相互联系的。迈尔斯确定了身体中的七条主要筋膜线。

确定这七条筋膜线需要迈尔斯从连接层的角度来观察身体，而不是用传统的解剖学方法来划分身体。吉尔·赫德利也以这种方式观察了身体，并发表了关于这一观点的精彩视频。迈尔斯、赫德利和其他综合型的专家研究了身体作为一个整体的运作方式。一些理论认为筋膜是感知器官和能量管道，它支撑器官并储存水，是力量的传递者。关于筋膜功能的理论有很多，随着研究的迅速扩大，我们发现我们可能处于了解筋膜的全部作用的早期阶段。神经系统比筋膜系统更容易理解。然而，我们直到最近才意识到神经系统对整个运动系统的影响有多大。

神经系统

我们对神经系统的了解越多，我们就越能够意识到它对我们的动作和行为有多大的影响。"解谜"是其在运动中的主要作用之一。它可能解决了如何避免痛苦，学习一个新的运动，或改善习惯模式。本节的重点是神经系统对整个人体的影响，并讨论了中枢神经系统和周围神经系统，以及自主神经系统的交感神经和副交感神经分支。

神经系统分为中枢神经系统和周围神经系统（图2.5）。中枢神经系统由大脑和脊髓组成，而周围神经系统由中枢神经系统之外的神经和神经节（神经束）组成。简而言之，我们可以认为中枢神经系统接收并整合了来自周围神经系统的信息，并根据信息决定如何行动。

周围神经系统会将信息发送给中枢神经系统。中枢神经系统整合了这些信息，并做出了适当的反应。这一反应所依据的是来自周围神经系统的信息以外的个人考虑，例如个人在类似情况下的经历、信息的背景以及所认为的紧急情

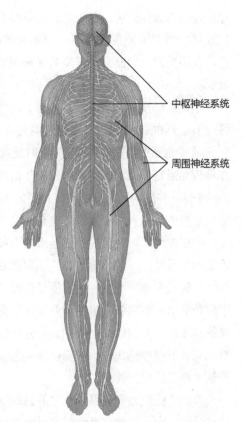

中枢神经系统

周围神经系统

图2.5　中枢神经系统和周围神经系统

况。中枢神经系统的反应经常超出了一个人的意识，有时会出现混乱，但我们必须认识到中枢神经系统能够根据它拥有的信息和现有资源，做出最好的反应。

一旦中枢神经系统创建了适当的反应，周围神经系统会执行建议的行动，然后发送回有关问题是否解决的信息。根据这些数据，将从中枢神经系统发送新的行动建议给周围神经系统。他们之间经常进行信息交换。

我们自己对神经系统输入和输出的认识增强了它的解决问题的过程。我们可以中断自动反应，从而延迟反应，以便我们可以选择执行或不执行。许多中枢神经系统的反应习惯性地不提供给我们多种运动、行为，甚至情绪。如果我们愿意的话，我们可以通过意识想出更合适的运动解决方案，以适应我们当前的环境。意识是有效选择的关键。

当你有意识地练习瑜伽时，你会提高你识别某些习惯性反应的能力，并可能会发现对于你想要做的活动它们并不是最适合的反应。这些可能是关于感知或预期疼痛的自动反应，对特定动作的反应，或妨碍有效执行活动的习惯性动作。有

意识地做瑜伽体式可以帮助你识别哪些自动反应是有用的，哪些不是，停止习惯性运动，引导神经系统具有一个更有效的运动解决方案，然后创造出更好的反应。使用感知来中断自动反应听起来很简单，但实际上可能不像听起来那么容易做到。

干扰自动反应的棘手之处在于，它们在我们的大脑中创造了"轨迹"。这句话是有道理的，那就是"一起放电的神经元串联在一起"。当我们出生的时候，我们的神经元中很少有"轨迹"，但是有很多神经元和连接，还有更多的神经元在等待加强它们之间的联系。随着年龄的增长，我们加强了经常连接的神经元之间的联系，并削弱了那些不经常连接的神经元之间的联系。你可以说，我们的"神经元修剪树"在大脑中变得更加有组织。

中枢神经系统的反应变得越来越有序。到成年后，我们可能会失去解决运动难题的灵活性。一起放电的神经元串联在一起，遵循习惯性的轨迹。我们的行动选择变得越来越狭窄。一些习惯性运动是健康的。例如，我们在早晨的例行活动中感到舒适，不需要弄清楚如何起床、穿衣服、锻炼、准备早餐。然而，如果所有的动作都是习惯性的，我们就会停止挑战神经系统。当中枢神经系统陷入过度组织化、习惯性模式时，我们就停止生长。这使我们更难适应，减少了探索和享受新的情况的可能性。

你的适应能力有多强？从坐着到站立的运动探索将提示你进入你自己的习惯性运动模式中，并给你思路引导神经系统解决运动难题。

在这个练习中，你可能会发现一些组合会使你比其他人更难站起来。有时你有没有注意到有点犹豫？也许你根本做不到。这些小故障是神经系统为运动问题找到了一个非习惯性的解决方案。你的动作习惯性越强，这些习惯出现的时间越长，神经系统就越需要"思考"如何解决一种新的运动方式问题。

虽然这些都是简单的运动难题，但这种探索也适用于其他运动。你能以一种非习惯性的方式行走，做你最喜欢的运动，或者伸展身体吗？在这本书的后面，我们将介绍关于如何按照体式习惯和非习惯性的方式的思路，给你的神经系统提供解决问题的机会！如果你的神经系统是灵活的，你会保持更长的活动时间并发掘更多的乐趣。

请注意，瑜伽（和其他有意识的运动练习）不会消除习惯性的运动选择。瑜伽让你意识到自己的动作和行为。通过瑜伽疗法提高你的意识，你可以在活动中更加愉快，减少你在活动中受伤的可能性，并且允许你在选择的时候保持活跃。找到意识活动，并允许你保持活跃，为了发现你的内在身体信号和外部影响的觉知，你必须在神经系统中找到沉默和休息的感觉。第1章谈到了生活中的平衡，

✋ **探索：从坐着到站立**

❶ 坐在椅子上。从座位上站起来。你是怎么从坐着到站立的？你意识到了你是怎么站起来的吗？你的双脚是挨着的，还是一只在另一只的前面？

❷ 再次坐下。把右脚移到左脚前边，然后站起来。再坐下。把左脚移到右脚前边，站起来。

❸ 考虑一下你是否感觉到了这三种方法之间的区别？用这样的方式站起来还是用那样的方式站起来更容易呢？

❹ 重复步骤1到步骤3，注意你的头部。你站起来的时候是往上看还是往下看？你能改变你的头部的位置并站起来吗？这让这一行为变得更容易还是更困难？

❺ 坐下，站起来，转身，然后向右走一步。现在按照同样步骤做，但转身后向左走一步。你能改变脚的位置再进行一次吗？

你的神经系统也需要平衡。

现代社会的大多数人都过着忙碌的生活：工作、家庭、不断查看的电子邮件、短信、电话、社交软件或别的什么。我们一直在"继续"。甚至在度假的时候，许多人也会随身携带智能手机来保持联系。所有这些联系都会造成自主神经系统的不平衡。

自主神经系统（ANS）是周围神经系统的一部分。自主神经系统影响着内脏器官，在调节心率、呼吸频率、消化等许多内部功能方面起着重要作用。自主神经系统分为交感神经系统和副交感神经系统。交感神经系统（SNS）被称为自主神经系统的"战斗、逃逸或僵硬"部分，而副交感神经系统（PNS）是"休息和消化"模式，据说对交感神经系统有一定的抑制作用。交感神经系统在应激期被激活——心率增加；蠕动（消化道和其他中空器官的运动）减少；流向心脏、肺和中枢神经系统的血流量增加。身体正准备采取行动，以战斗或逃离危险，或僵硬以避免危险。这在危机中是有意义的，但并不意味着是惯性的。

被交感神经系统驱动太久是不健康的，因为它是一种身体的分解代谢状态。如果交感神经系统有很长一段时间处于指挥状态，那么身体就永远没有机会休息和补给。此外，副交感神经系统减缓心脏和呼吸频率，允许蠕动，改善营养吸收，降低血压。副交感神经系统激活对机体有合成作用，它会恢复和复原身体。交感神经系统和副交感神经系统对学习新的运动和活动也有影响。当我们感受到压力时，我们就不会那么容易地学习新的动作。事实上，我们倾向于恢复到执行活动的默认方式。随着交感神经系统在应激期更加活跃，我们需要激活副交感神经系统，以达到最佳的学习条件。我们如何激活副交感神经系统？最好的方法之一是放慢速度，注意呼吸。

呼吸是我们意识控制下为数不多的自主功能之一。瑜伽疗法着重强调呼吸，协调呼吸和动作是所有瑜伽风格中的一个共同方面。可以说如果没有呼吸和运动之间的协调，瑜伽就只是有规律的锻炼。相反，也可以说任何与呼吸协调的动作都是瑜伽。下面的运动探索可以帮助你探索呼吸和运动之间的联系。

在本章的后面，我们将看到缓慢练习新动作对于最佳运动学习的重要性。现

探索：呼吸－运动

❶ 站立时，向两边伸出双臂（a），并举过头顶（b）。你注意到了什么？

❷ 进行同样的动作，但现在要协调提升手臂时吸气，降低手臂时呼气。你感觉到有什么不同吗？

❸ 重复动作，但转变呼吸方式。举起手臂时呼气，放下手臂时吸气。对大多数人来说，这感觉很奇怪，就好像身体在进行对抗。在瑜伽中，我们倾向于将提升手臂与吸气协调起来，并将降低手臂与呼气协调起来。这是做这个运动更自然的方式。有时候，你可能会给你的神经系统带来一个谜题，在举起手臂时呼气，放下手臂时吸气。

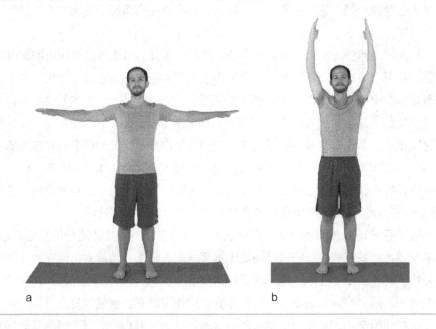

a　　　　　　　　　　　　　　b

在，要知道缓慢的呼吸和缓慢的运动可以激活副交感神经系统，让你处于学习和修复的状态。

神经系统在运动系统中起着至关重要的作用，它组织了内部和外部的信息，并提供了解决手头难题的最佳动作。当交感神经系统被抑制，副交感神经系统更活跃时，是运动多样化和学习新的运动最好的时机，换句话说，是在你感到放松和有意识的时候。瑜伽疗法为你提供了有意识地给你的动作带来放松性和多样性的工具。一旦你能够使你的动作多样化，完善动作就成为重要的一点。下一节讨论了培养高效运动的过程和意义。

高效运动：什么是高效运动，它如何使我们受益

每个人都想进行高效的运动。但什么是高效运动？高效运动和有效运动有什么不同？首先，我们应该清楚，我们在以神经系统所允许的最大效率进行运动。也就是说，我们尽最大努力利用我们所知道的资源——不一定是我们拥有的资源。

神经系统以最高效的方式解决了做某事，或向某物移动，或远离某物的问题。为了以最高效的方式完成一项任务，神经系统的解谜机器根据可用的资源、任务必须完成的来龙去脉以及其他几个因素，找出了最佳的方法。如果你完成了任务，你可以说它已经有效地执行了。这与高效不同，有效只是意味着你达到了预期的结果，而高效意味着你用很少的时间或精力完成了任务。这是一个很大的区别。

例如，我们来观察一个婴儿学习走路。她看到了某个东西，想要够到它。婴儿为了能够接触到这个物体将探索出有效的移动方式。如果她能爬到物体上，就不需要学走路；她只会继续爬行，有效地完成任务。如果婴儿想加快够到物体的速度，她必须想出一个更快的方法。她试着站起来朝物体走去。一开始，她是通过抓住某个东西来做到这一点的，但最终她需要在什么也没有的地板中间找到支撑。这可能需要一段时间，但经过反复努力和多次跌倒，婴儿最终学会了不跌倒的走路。她走起来能够比爬行更快、更有效率地够到物体。更具挑战性的任务迫使神经系统找到更高效的移动方式。爬行够到物体可能同样是有效的，但速度和效率都不高！

打网球的成年人可能适合作为另一个例子（图2.6）。他进步很快，每周在当地网球俱乐部练习几次，最后决定加入网球队。起初，只是因为乐趣，所以他出去打网球。然后他可能决定要变得有竞争力。现在这样打得不够好，他必须学会如何更高效地打球。神经系统需要学习如何更好地协调动作，这样他就可以在场上移动得更快，同时还能很好地击球，把球击落在对手够不到的地方。神经系统

必须解决如何连贯地做到这一点。如果他能赢得一场比赛，可以说他也许能有效地做到这一点，但如果第二天他感到非常酸痛，不能打赢下一场比赛，那么他的效率就不够高。那么为了提高效率，他的神经系统需要弄清楚如何增加可用资源（变得更强、更灵活、更快），或者如何更好地利用资源（在场上的位置，如何更好地解读对手，更好地协调、改进运动模式）。

总有一天，我们相信某一特定的运动是足够高效的。当我们能够高效地完成手头的任务时，就会停下学习。尽管如果我们继续学习，它会变得更有效率，然而我们还是会自动重复我们认为是高效的事情，这可能就像婴儿决定爬行度

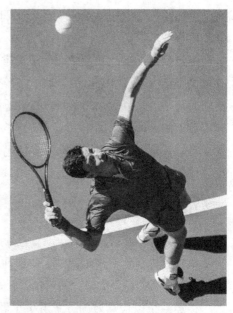

图 2.6　随着网球运动员技能的提升，进展从有效达到高效

过人生一样。如果我们必须达到力所能及的高效，就像网球运动员提高比赛水平那样的话，成本效益比太高。也就是说，神经系统的发展通常需要太多的时间和精力，所以基本上学习就结束了。动作足够有效且高效，所以我们反复练习，直到它变成习惯性动作。在这本书的后面，我们将研究错误的运动模式是如何形成的，以及这些习惯是如何引发伤害的。现在，让我们看看如何提高我们的运动能力。

我们通常能够通过增加可用资源和改进资源的使用方式来更好地执行任务。当我们面临运动挑战时，如果它足够重要——如果成本效益比能够让我们学习或提高一项新技能——我们就会想出一种方法来完成。婴儿学习走路和网球运动员都会受到挑战。随着时间的推移，他们变得更强壮，平衡感更强，肌肉协调性更好。这适用于如上下楼梯、蹲下管理花园和驾驶等日常活动。如果这个挑战对我们来说不够重要，那么神经系统就没有理由变得更有效率，也没有理由去学习新的活动。

如果我们伴随着年龄增长保持活跃，我们就需要用有意义的动作来挑战我们的神经系统。为了学习一些新的东西，或者改进我们已经有效的活动，我们必须给神经系统带来"困惑"。解决问题会使我们更有效率。从理解效率和效力之间的区别开始，我们转到第三个动作因素：质量。

运动的质量

我们已经阐述了有效的动作和高效的动作，但是我们需要再定义一个与运动相关的术语：运动的质量。运动的质量是一个模糊的表达——属于"一看到就会知道"的术语之一。我们可以说，某些运动员、舞者和表演者都有这种能力，但这并不能帮到那些只想保持活力的成年人。让你像网球场上的罗杰·费德勒或者在舞池里的弗雷德·阿斯泰尔那样做动作是没有多大帮助的。通过描述运动质量的各个方面，我们可以弄清楚是什么特征定义了运动的质量。

不同的作者引用了不同的角度，对于本书，我们用以下四个特征来描述运动的质量。

1. 结合稳定性和灵活性。
2. 涉及全身。
3. 具有协调性。
4. 落地动作良好。

高质量运动结合稳定性和灵活性

任何运动都融合了稳定性和灵活性。稳定性通常不是绝对的。它可能意味着身体的一个区域将保持静止，某一动作的某一部分通过一个受控的模式移动。当我们将稳定性和灵活性结合起来时，我们能够控制不同身体部位的运动，同时保持稳定，并允许在适当的情况下运动。

当移动手臂的时候，肩胛骨提供了一个稳定的平台，这是融合稳定性和运动性的很好的例子。如果没有肩胛骨的稳定性，上肢在运动中就有受伤的风险。这种对稳定平台的需求有时被误解为需要静态地保持肩胛骨。这是不对的。当你在做涉及上肢的活动时，你应该能够控制肩胛骨，而不是把它们固定在一个位置上。例如，在瑜伽课上，人们常说压低肩胛骨并保持。这对于上肢的早期运动是很好的，但是一旦手臂低于肩高，就需要移动和旋转肩膀。否则，上臂（肱骨）和肩部（肩峰）的骨头会互相碰撞，挤压肩胛骨和手臂之间的肌腱。

很容易看出这样的指令是来自哪里。许多人在举起手臂时习惯使用他们的上斜方肌，这导致耸肩。这样可以提升肩胛骨并将其锁紧在提起手臂时无法旋转的位置，这可能导致肩峰撞击。因此，保持肩胛骨向下和向里是一个良好的指导并适合的早期阶段的运动，但不适合后期将手臂举过头顶的运动。下面的运动探索说明了运动质量的区别。

探索：稳定性和灵活性

❶ 试着将手臂两侧伸展，然后举过头顶，同时耸肩。感到舒适吗？不太可能。

❷ 重复这一动作，但这一次肩胛骨向下以及向内收。这也不会很舒服，因为这些变化都不允许肩胛骨参与运动的节奏。

❸ 现在稳定你的肩胛骨向下，向内，手臂伸直抬高至与躯干夹角为 60 度，然后当手臂举过头顶的时候，让你的肩胛骨参与运动。你能感觉到你是如何从一个稳定的平台（肩胛骨）上抬起手臂，然后让肩胛骨产生运动吗？这是融合了稳定性和灵活性的良好运动的一个特点：控制不同身体部位的运动，在需要的时候进行稳定，并允许运动的产生。

高质量运动涉及全身

每一个有效的运动都应该涉及整个身体。身体的某些部分偶尔会稳定下来，以允许进行高效的运动，但最终身体的每一部分都会参与到高效的运动中。一个孤立于单一关节或身体一小部分的运动是不够高效或不够强大的，最终会由于关节过度使用而导致关节炎。就在我（斯塔凡）打字的时候，我全身都在参与运动。当我把手指伸向特定的按键时，我的身体会有轻微的转动。如果我坐着，动作从坐骨发出，如果我站着，那么动作从脚发出。在下面的运动探索中亲自尝试一下。

 探索：打字

❶ 只用手指或前臂打字，让身体其他部分保持僵硬。你能坚持这个姿势多久？

❷ 保持呼吸继续这样的动作。这样舒适吗？

❸ 保持呼吸并让你身体的其他部分参与到打字运动中来。注意不同之处。呼吸是如何使脊柱移动并参与打字运动的？当你在打字或做其他需要集中注意力的事情时，你有多长时间要屏住呼吸，或者轻轻地呼吸？注意呼吸会自动使你的身体变软，让更多的身体部位参与到运动中来。注意呼吸也与之前描述的允许稳定性和灵活性相结合的原则联系在一起。当你吸气时，身体会变得更稳定，当你呼气时，允许进行更多的活动。这就是为什么在瑜伽中，扭动姿势往往是在呼气时进行的。在呼气时，身体允许了更多的灵活性。

高质量运动是协调的

　　质量良好的运动体现出协调性。在运动中，肌肉被归类为主动肌、拮抗肌和稳定肌。主动肌缩短并移动关节，拮抗肌放松和延长以允许运动，而稳定肌创造了一个安全的平台，允许高效地进行运动。想想当你弯腰时会发生什么。肱二头肌是主动肌，可以使关节屈曲，三头肌是拮抗肌，是放松的，因此不会抵抗肱二头肌和肘部的运动，以及肩胛骨周围的肌肉稳定性。如果三头肌在肘部屈曲时不放松以及拉长，则运动就会不协调。身体会自我抵抗。这是一种简单而独立的看待协调问题的方式。在一个良好协调的运动中，全身肌肉参与，会有更多的问题需要考虑，但就我们的目的而言，只需考虑与运动和稳定性有关的主要肌肉就足够了。

高质量运动的落地动作良好

　　质量良好的运动具有良好的落地动作。也就是说，具有高质量运动的个体了解地面，并知道如何利用它。舞者或运动员为了在空中表演惊人的壮举而离开地面。他们也会在落地前对地面有所意识，控制他们自己的身体，知道应该以什么样的方式落地。他们利用地面完成高效、优美的动作。下面的练习让你探索你与地面的关系。

　　这就是落地。了解你和地面是如何互动的，感觉到你身体的基础。这是重要的，当你开始做本书后面的瑜伽体式，以及在你所做的任何活动中，你有没有想过在你走路时是如何使用地面的？试一试！

　　一个高质量的运动融合了稳定性和灵活性，涉及全身，是协调的并且落地动作良好。有效、高效、有质量的运动为长寿、健康、活跃的生活奠定了基础。

 探索：着地运动

❶ 坐在椅子上，然后站起来。你站起来的时候脚下发生了什么？

❷ 重复该动作，这一次要注意你站起来时脚上发生的事情。

❸ 再坐下来，然后站起来，把脚推向地面。你注意到区别了吗？

❹ 再重复一次，但这次当你站起来的时候，把脚趾从地上抬起。这次的变化带来了哪些不同？

学习新活动，提升旧活动

　　当神经系统解决了新活动的困惑时，我们就会经历一些可预测的步骤。学习可分为以下三个阶段。

1. 认知。

2. 联想。

3. 自主。

在认知阶段，你的动作是缓慢而低效的，尽管它们可能仍然是有效的。你的行动僵硬，因为你在降低自由度。也就是说，神经系统正试图可能使更多的关节变硬，这样它就不必协调许多不同肌肉的动作。

思考一个人是如何在冰上滑冰的。一位滑冰新手尽量收紧肌肉，看起来僵硬、紧张、笨拙，因为她真的需要考虑如何做这个动作。因为没有多少自由度，在学习的最初认知阶段，运动几乎没有变化。这个学习阶段会造成身心疲劳。

当你进入联想阶段，可以发挥更大的自由度，所以更多的身体部位能够参与到运动中。运动变得更流畅，更有效率，因为它不需要耗费太多的思考或体力。学会滑冰的人的动作可能会逐渐显得优雅，并能更好地穿过冰面。然而，这种运动并不是完全无意识的，无意识发生在学习的第三阶段。

第三阶段，自主或肌动阶段，展现出精确的运动。你能够以一致和高效的方式达到预期的结果。你的动作平稳并且舒适，所以有更大的自由度，这意味着你可以更多地改变动作。冰上的滑冰运动员发挥这些自由度来完成旋转、跳跃和复杂的步法（图 2.7），以执行先进的动作。你需要允许尽可能多的身体部位参与每一项动作，这提供了很大的自由度！为了完成更高级的动作，你需要让身体的大

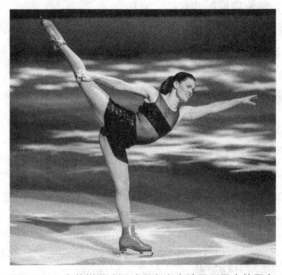

图 2.7　一个花样滑冰运动员在自主阶段用最少的思考和努力达到优异的表现

多数部位尽可能地参与到动作中去。这提供了很大的自由空间！但是当你达到并掌握了一个运动的自主阶段之后，你会做些什么呢？

在自主阶段，大多数人停止发展他们的运动技能。动作已经足够完美，足够有效果，能够持续地达到所期望的结果，因此动作变成了习惯性和自动的。为什么不继续探索运动，使所期望的动作变得更有效率呢？如果要以更有效的方式重新学习一个运动，你需再次经历所有的学习阶段。虽然有时运动模式需要进行彻底的改进，但通常每个阶段都不会像最初那样持续很长时间，因为所需要的只是对已经开发的基本运动模式进行改进。

当你学习新的动作时，以及在练习本书的后面部分讲解的瑜伽姿势时，思考某些运动特征是很有帮助的。若要学习新动作或温故动作练习，请尝试以下方式。

- 倒序进行。
- 放慢动作。
- 在平衡状态下进行。
- 使其独立于头部和颈部。
- 伴随呼吸。
- 专注于延伸（拮抗肌）肌肉。
- 保持专注。

可逆性

当你正在练习一个新的动作或者想要改进一个习惯性的模式时，试着用一种可控的，可逆的方式来练习这个动作。也就是说，你应该能够在任何时候停止运动并按照相反方式进行。

在武术里，步法是为了不摔倒。武术家一直控制着动作，体重被支撑着，直到踏步脚安全地着地时，重量才会转移到踏步脚上。将这种方式与另一种行走方式进行对比，在接触到地面之前，体重不受支撑地向前前进，使身体前倾至踏步脚上。

现在站起来试试这两种走路的方式。你能不能停在中间，倒转你的步调？当你以一种可控的、可逆的方式行走时，你必须得敏锐地意识到身体的稳定性、灵活性和平衡性。

身体组织

我们在整本书中使用"身体组织"这个术语来描述整个身体的位置和身体各部分之间的关系。为了有效地移动身体，身体必须组织起来，这样才能在没有任何不必要的压力的情况下完成手头的任务，或者在没有任何不必要的额外准备的

探索：山式身体组织

❶ 站立，双脚分开，与髋同宽。将重量均匀地分配给双脚。

❷ 尽可能让手臂垂在两侧，手掌朝前。如果手掌向前造成太多的拉力，则尽可能地使手掌朝向前方，而无拉力。

❸ 头部与脊柱直立。下颚微收。把你的肩胛骨稍微向下沉，然后向胸椎方向移动。

❹ 注意你腿上哪些肌肉更活跃。是大腿前部的股四头肌，还是大腿后部的腘绳肌？

❺ 如果不调整你的姿势，预测向前还是向后走一步更容易呢？向左移动还是向右移动会更容易？向左转还是向右转？

❻ 现在，轻轻地来回摇动脚。你能感觉到当你在脚的前部放上更多的重量时，你就更容易向前移动，并且腿后部的肌肉会随之收紧吗？当你在脚的后部放上更多的重量时，腿前面的肌肉会收紧吗，你是否会觉得更容易后退一步？

❼ 现在找你的有效点。在那里，你的腿部前后肌张力相等，而你的整个脚部在地面上的压力是相等的。

❽ 你能感觉到，在这个位置上，你已经准备好同样轻松地向前或后退一步了吗？

❾ 现在，左右摇摆进行，直到你准备好向左走一步，就像你要向右走一步一样轻松。

❿ 然后将前后摇摆和前后方向运动结合起来，直到你可以用同样轻松的方式向前、向后或者走到任何一边，而无须调整你的身体在任何一个方向落地。

情况下，随时准备朝任何方向移动。

　　这个简短的探索能够让你了解如何组织身体，使其移动到一个你可以同样轻松地移动的位置。身体组织与姿势不同，在良好的姿势下，我们并不能同样容易地朝任何一个方向移动。在这本书中，我们会一次又一次地提出最佳身体组织的想法。当我们谈论情绪时，我们也会谈及身体组织，因为每种情绪都有不同的身体组织。想想沮丧的人懒散的姿势，或骄傲和振奋的人保持的直立姿势。在瑜伽中，我们如何在战士一式和战士二式中组织我们的身体是一个很好的例子（第10章）。我们有坚定的姿态，组织起来，以便使我们具有强大的基础。手臂向上，头部与脊柱直挺，目光集中。我们组织我们的身体，感受强大。把这和孩子的蜷缩着、腹部朝向地面的姿势比较一下。我们感受到安全，并在那个身体组织中得到了养育。身体组织不仅仅是姿势，它是整个身体的模式，使我们能够有效地向任何方向移动，但我们也可以利用身体组织来唤起特定的情绪。

放慢动作

当你学习一个新的动作时，缓慢做动作是很重要的，这样神经系统就能完全感觉到动作。称为本体感应器的感应器官告诉我们关于我们在空间里的位置。本体感应器向中枢神经系统提供了有关肌肉长度、张力和关节角度的信息。中枢神经系统利用身体在空间的位置来决定哪些肌肉是用来保持稳定或灵活性的，哪些肌肉需要延长，哪些肌肉需要缩短。通过重复记录，在将来可以很容易地使用这种存储的信息，以避免当身体以同样的方式和在相同的环境中组织时受到伤害。中枢神经系统已经学会了该做什么，并且可以快速发送相同的信息。相反，如果在学习阶段快速进行运动，中枢神经系统就不会以同样的方式进行记录，并且可能无法在下一次以同样的方式组织身体时做出同样迅速的反应。即使是快速执行的动作，最初也需要缓慢练习。在太极拳等武术中，动作表演缓慢，但最终可以全速运用于实战中。一旦掌握了动作的时机和步骤，你就可以加快节奏，最终全速完成。

平衡感

这里所说的平衡感与可控的可逆性和放慢动作密切相关。没有平衡感，倒序进行和放慢动作是不可能完成的。很多时候，由于平衡感不佳，人们无法以缓慢或可逆的方式移动。那么什么是平衡感？

大多数人认为平衡感是指能够以稳定的方式保持姿势，但平衡感可能意味着很多事情。当我们学习一个动作时，我们并不是马上就能完美地完成它。在认知和联想阶段，我们很可能失去稳定性，不能以一种美观的方式进行运动，或者在我们如何判断做动作方面没有效果。尽管如此，你还能保持平衡吗？也就是说，当你的身体失去平衡时，你能保持精神和情绪的稳定吗？你会再试一次吗？如果你能做到，那么你就是在保持平衡。

如果每次你认为你不能保持住一个姿势的时候，你就会失去平衡，那么你很容易灰心丧气，也很容易停止尝试学习新的动作。在 *Yoga Sutvas* 中，瑜伽被定义为使心灵的波动平静下来，保持精神和情绪的稳定的练习。内部稳定与身体平衡有关。作为一种运动特征，我们应保持对平衡感的更广泛定义。

头部自由

人们通常认为头部自由不是一种运动特征。在学习的第一阶段，你降低了身体的自由度，创造了一种稳定感。本体感应器通过稳定头部和颈部，并将你的视线固定在地平线上，让你获得一种稳定感。当你的能力变得更强时，你可以将头部和颈部的运动与身体的其他部分的运动区分开。例如高水平的运动员：他们可以移动身体同时稳定头部，或转动头部而眼睛盯住其他球员，同时仍在进行比赛。对于任何想保持活力的人来说，区分头颈和身体是很重要的。这种区分能力对于体育活动、驾驶、家务劳动都很重要，或者在拥挤的购物中心里找出叫你名字的人，在转过头时你不会摔倒。

呼吸

屏住呼吸会影响运动。瑜伽强调呼吸的重要性。屈曲关节，往往伴随呼气、伸长，打开关节往往与吸气相结合。当你学会运动时屏住呼吸，是指习惯性屏气或神经系统试图降低自由度。在举重比赛中，这种稳定性可能是有益的。然而，在大多数情况下，如果你能保持顺畅、自由地呼吸，你往往会更加熟练。

长度

运动应延伸身体，特别是在脊椎部位。普拉提和瑜伽都强调长度。这似乎是反直观的，因为人们倾向于把注意力集中在当他们做运动时会缩短的肌肉，但是当有肌肉（主动肌）缩短时，也会有肌肉（拮抗肌）延长。如果你专注于延长肌肉，你对运动的感知就会改变，你的身体就会有一种拉伸感。虽然专注于主动肌是有意义的，但通过了解长度和拮抗肌的作用，可以获得很大的益处。

意识

可逆性、放慢动作、平衡感、头部自由、呼吸和长度都需要你了解你的运动方式。在你学习或改进它的时候集中注意力，才能够完美地完成动作。意识的概念是瑜伽治疗的核心，我们在这本书中会反复提到它的重要性。

除非你是一个高水平的运动员、舞蹈演员、体力劳动者，或其他用身体能力来谋生的人，否则你不会每天花几个小时来完善你的动作。你可能因为受伤、生病、衰老，或者仅仅是单纯的行动缓慢而无法执行特定的动作。你将不得不重新学习动作，如果你年轻时就没有进行过运动探索，那就很难学习新的或多样的动作。如果你一生都在探索新的、令人兴奋的动作的可能性，而不是等到你被迫去做的时候，那不是更好吗？想象一下，每天早上醒来，或者在工作中短暂休息的时候，挑战你的大脑，去探索新的运动模式。通过瑜伽疗法，我们让你有机会通过三个阶段的学习，并运用七个方面改进运动。

探索动作的重要性

现在我们知道了为什么有效地移动和学习新的运动或改进模式的运动是很重要的。虽然这是很费时的，但是不能仅仅要孩子们学习走路、骑自行车或接球，在一生中探索运动是重要的。有几个很好的原因来说明我们应该投入时间和精力继续探索运动。

乐趣

学到新东西的感觉很好。婴儿学习的主要方式是通过他们的身体，通过如抓取、爬行、坐、站立、走路、说话等等身体经验。对一个成年人来说，学习一种新的技能的过程可能是很令人受挫的，但是想想孩子们第一次成功学会站立的时候，终于没有再次跌倒的时候，他们感受到的喜悦！当孩子们在自行车上解决平衡的问题时，神经系统也得到了提升。尽管通过学习身体上会有一些重要的和激励人的反应，但作为成年人，我们会越来越远离这种激励。相反，我们避免了许多行为和方式，限制了自己学习新的活动。我们甚至可能限制自己的信念，感觉自己太老了，学不到新东西。也许我们应该把这俗语改成"你可以使守旧的人接受新事物，并享受学习它们的乐趣"。

当谈到成人学习时，我们现在知道有了正确的输入和环境，大脑将继续学习，建立新的神经元连接，并改变大脑的大小和形状（神经可塑性）。就在 20 年前，我们对大脑何时停止发育的看法有限。最近对神经可塑性的研究表明，神经系统可以在生命的后期学会重新连接，尤其是当周围有一种乐趣的时候。

要改变大脑和神经系统，你需要通过你的身体学习，就像你年轻的时候那样。无论你的年龄多大，你需要感受到学习一种新技能的喜悦。神经系统是靠学习发展起来的，对于神经系统的发展，没有什么比学习一种新的活动或方法更健康的了。我们相信许多人喜欢瑜伽的原因之一是他们通过身体学到了一些新东西。一个新的体式，一些他们认为他们做不到的事情。你可以看到当人们离开瑜伽工作室后，完成那些他们可能认为是超出他们的能力之外的事情的喜悦和骄傲，他们已经完成了超出他们的能力范围的事情。学习新事物的乐趣是投入努力的一个关键原因。

挑战运动系统是有益于健康的

运动系统的所有三个组成部分都受益于挑战。我们知道学习新东西对神经系统是有益的，但对于肌肉和骨骼也是有益的。肌肉会变得更强壮和更灵活，这抵抗了由于衰老和缺乏活动而产生的僵硬和虚弱。瑜伽可以锻炼肌肉，发展柔韧性和力量。瑜伽和运动对骨骼系统也有好处。当我们把重量施加在骨骼上时，骨骼会变得更强壮。在许多国家，骨质疏松是令人担忧的问题，我们都应该通过瑜伽和运动来增强骨骼。神经系统、肌肉和骨骼都需要通过运动受到挑战，这样我们才能继续成长并保持活力。

减少了过度运动受伤的机会

越来越多的成年人在晚年生活中继续保持积极活跃。无论是步行、徒步旅行、打高尔夫、跑步还是其他带给他们快乐的活动，人们都想通过运动保持活跃。然而，这些活动中有许多涉及了重复行动。如果一个人受伤，只有一种习惯性方式来重复动作，那么他就会不断地感受到疼痛。运动系统没有对运动问题的替代解决方案。另外，如果人们探索各种动作，运动系统就有了解决问题的灵活性。它可以调节运动，以避免疼痛或将疼痛最小化。在以后的章节中我们将讨论如何防止受伤以及如何使用运动多样性来防止反复伤害。

探索运动模式对于在生命周期中保持积极性是至关重要的，因为它既有趣又健康，并且减少了过度使用损伤的风险。瑜伽疗法提供了体验这种活动的机会。瑜伽进而能够有助于提高你在瑜伽练习之外的活动效率。

提高活动效率

瑜伽可以提高你做许多看似无关的活动的能力，这似乎是反直观的。力量和灵活性的提高是原因之一。然而，也许更重要的是，瑜伽给神经系统带来了解决难题的办法。瑜伽体式强迫你以你不习惯的方式组织身体。你怎么找到一个你以前从未做过的姿势？当本体感受器没有被完全激活时，你如何保持平衡？当受到挑战时，你如何保持深呼吸？当你挣扎的时候，你如何保持冷静的心态？（毕竟，瑜伽疗法需要一个稳定的头脑和稳定的身体。）一旦运动系统解决了瑜伽姿势的问题，你就能看到成效。进行瑜伽练习后，做一项你喜欢的活动，你可能会找到新的运动选择。尝试进行一项对于你来说有困难的活动，你会惊讶于做起来感觉更容易。这是为什么呢？

一项活动在体式练习后突然感觉更容易或更有效率，这可能有很多原因。让我们把思路回溯到运动系统，尤其是神经系统，在表演体式时学习的一些新的东西。一旦运动和神经系统学会了，它们就把新运动的各个方面纳入到其他活动中。如果你在练习瑜伽后不久就进行活动，这样的感知会被放大。

瑜伽疗法的一个独特之处在于它挑战神经系统，以习惯性方式以外的方法来组织身体。与此同时，瑜伽疗法提高了意识并增强了心智——身体的敏感性，创造了强大的机会学习，建立有效性，令你更能享受生活。瑜伽疗法包含了有效学习的所有关键环节，尤其是在慢速运动和专注于呼吸方面的特殊能力。

如果你对动作有意识的时候，学习新动作并尽快将它融入新的活动中时，你只能将新运动技能转移到旧活动中。当你感知到动作时，你会感受到再进行的动作与做体式练习之前的动作是不同的。如果没有这种意识，你就会用习惯性的方式去做动作。放慢节奏会给你一个反思和有意识的机会。

缓慢的运动可以进行更多内省，给你提供时间观察过往的想法，你如何移动或休息，以及思想和运动如何联系。今天，太多的人受到了交感神经系统的压力和过度影响。为了康复和学习，你需要减轻它的效果，并让周围神经系统产生更大的影响。减缓呼吸并与运动协调起来会有所帮助。虽然伴随呼吸的强有力的体式可以产生这种效果，但缓慢的运动和缓慢的协调呼吸能够更有效地康复和学习新运动。如果你选择了一个积极的练习，你应该会意识到你为什么要进行该练习。如果是为了锻炼的话，那太棒了。如果你想学习和挑战你的神经系统，那么一个缓慢而又有意识的练习会带来更多的好处。也许放慢速度并伴随协调的呼吸和保持意识，会让你分析你的压力以及感受你的珍贵。

无论你练习哪种形式的瑜伽，不要省略掉挺尸式（放松）（图 2.8）。经常有人匆匆离开垫子，而省略了 5~10 分钟完成的瑜伽课程的最后阶段，那美妙的挺尸式。这可能是你每天唯一能放手所有事情并让神经系统休息的时间。沉默让我们的周围神经系统接管了交感神经系统，并允许康复和学习。在放松中，神经系统融合了一些刚刚执行的新的身体组织和运动序列。放松也给你时间进行自我反省——这是瑜伽疗法中重要的东西。此外，你还会以平和的态度完成本次练习。

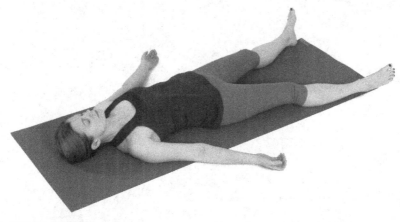

图 2.8　挺尸式

你能将主导周围神经系统的平和时间维持多久？只要注意到这种不同的心态和身体状态，你就会更清楚地意识到交感神经系统何时激活，然后引导自己回到放松状态。这将提高你的效率、运动质量和学习。

　　我们希望到现在为止，你对我们的瑜伽疗法有了一个了解。我们把它看作是整个运动系统的一种学习方式：肌肉、骨骼和神经系统。我们的注意力往往集中在神经系统上。我们认为最好是练习各种体式和动作序列，应该在动作、呼吸和觉知之间进行协调来执行动作。我们进一步相信，通过关注如何练习瑜伽，了解高效运动的特点和学习条件，你已经准备好探索如何在你的余生中保持活跃。保持活跃意味着能够享受你想要做的活动，让神经系统保持快乐，并准备好做出反应。这就是比较好的生活方式。我们希望你使用瑜伽疗法作为探索和思考如何保持更容易和更有效率的活动的方式。我们将讨论更多关于瑜伽疗法的实践，以及如何改变它们，这样你的神经系统就会面临新的挑战。接下来的步骤是识别、区分和整合！

3
连接大脑和身体

如果生命必须总结成一个概念，那么它就是运动。活着就是要保持运动。生命是一个活动和休息的循环，即使我们休息时，运动也会在我们的体内和周围发生。

你有没有想过你在一天里完成的所有动作？它们是不同的吗？你认为你一天内重复相同的运动模式有多少次？一周？一个月？一年？这些运动中有多少是有意识地完成的？你选择如何执行它们，或者你只是单纯做动作？选择和不选择之间有什么区别，为什么你还在乎呢？我们将在本章中探讨的身心方面（与身体感觉和知觉有关）教育的原则，为这一课题提供了引人深思的精神食粮。

无差别动作 = 无差别感知 = 无差别思维

如果你从来没有想过区分你的运动模式，那是个坏消息。好消息是相反方面的等式。

有差别动作 = 有差别感知 = 有差别思维

通过学习这本书你已经开始用你自己的方式区分你的运动模式了。培养各种运动习惯会提高日常生活的体验，提高你继续运动和生活的能力。

本章将介绍身心教育领域，以及它如何影响你在体式练习期间所做的事情，从而使你在瑜伽垫上和瑜伽之外进行更安全和更愉快的活动。我们引入了识别、区分和整合的概念，作为治疗瑜伽运动实践的基础。作为想发展更有效的动作和技能的一个积极的成年人，你必须首先识别习惯性的运动模式。一旦确定，在各种选择中发展区分这些动作的能力。然而，仅仅区分本身是不够的；最终，你将把非习惯性的运动选择融合到你的技能中。本章还将讨论习惯性运动模式是如何限制进步，降低所选活动的效能，并导致伤害的。

瑜伽疗法和身心教育

你听说过盲人摸象吗？一个人摸着象腿说："它又厚又重，一定是树干。"另一个人抓住耳朵说："它很薄，但是很结实，很灵活。一定是一片叶子。"另一个人摸到尾巴，争辩道："不，这是一条绳子。"而另一个人摸着鼻子说："你们都错了，它是一条大蛇。"站在大象一边的人说："我不知道你们都在说什么，我正在触摸着一座山。"这些盲人都是正确的，但由于他们的视角不同，他们继续相互争论。同样，瑜伽治疗领域有许多观点，相应地，基于这些不同观点，有着不同的治疗方法。

瑜伽疗法的各种定义往往是基于多种因素的组合：种族和文化背景；以前在其他领域的训练，如心理学、医学、生理学和哲学；教师的视角；以及我们个人瑜伽的经验。来源于媒介、朋友、家庭、社会等的影响也发挥着作用。

有瑜伽背景的人可能会从她喜爱的瑜伽风格的角度来定义瑜伽疗法。瑜伽疗法经验较少的人可能会根据先前在第 1 章讨论的主客体模式的经验来探讨瑜伽疗法，付费给医生或治疗师来"康复"病人。

对我们来说，考虑瑜伽疗法对你意味着什么是重要的。这是一种精神追求吗？这是一种生活方式吗？是教育吗？它能提高你的力量吗？你身体的活动度如何？你能感受到身体的细微变化吗？当你参与并整合我们提供的材料时，让你自己去思考瑜伽疗法对你意味着什么这个问题。你的定义可以并应该随着你的需要和经验而发展。每个人都会带着关于瑜伽是什么的想法，或者至少是他们想要的瑜伽疗法来帮助他们参与瑜伽。激励他们的可能是疼痛或伤害，是一种社会化或联系的需要，一种来理清困难的情绪的方法，或追求他们的生活的意义和目的。他们已经看到或听说了"盲人摸象"是瑜伽疗法，并想要大象的那一部分能给他们带来益处。此时，他们可以选择要么陷入争论"大象是什么"，要么认同大象有许多部分，大象的每一个方面都是有效的，并值得探索。瑜伽是巨大的，这种浩瀚的感觉会让不同的人发现不同的含义，并通过大象的不同方面获得益处。

我们认为把瑜伽疗法看作是一种用谜题来挑战运动系统的手段是很重要的。学会解决运动问题会让你更加敏感和对自己保持意识，而这反过来又会引导你在完成事情、与他人交往和内省方式上发生改变。它甚至可能引导你对展开生活有一个深刻理解。我们希望，当你通过挑战你的运动系统来接触瑜伽疗法的大象的不同部位时，你也会接受其他方面。然而，本书的重点是运动系统。记住，运动系统与你身体中的其他系统相互作用，所以要准备好迎接惊喜。即使你只专注于一个特定的领域，瑜伽疗法也会深入到生活的许多领域。

瑜伽疗法这个术语可能会引起误导。在本书中，我们建议尽管它是治疗性的，但它也是一个教育过程。在学校里，学习往往遵循一定的模式：教师讲课，然后给学生提出一个待解决的问题。你可以用同样的方法来看瑜伽疗法。如果你把它看作解决谜题和提高你对自身行为和内在感知的意识的方法，瑜伽疗法就融入到了一个教育模式中。因为瑜伽包括身体、心理和情感过程，它适应于身心教育的模式。

身心教育包括生物反馈、放松技术、费登奎斯法、亚历山大健身术、罗尔夫按摩治疗法、拉班动作分析法和太极拳等。身心学是托马斯·汉纳于1986在他为身心学杂志撰写的三篇系列文章中首次使用的术语。汉纳将身心学定义为"意识、生物功能和环境之间相互关联的过程的艺术和科学，这三个因素都被认为是一个协同的整体"。汉纳选择了"躯体"（soma）这个词，而不是"身体"（body），因为他觉得身体在大多数人的心中是固定的，或者是静止的。根据汉纳的说法，躯体代表的是活着的、不断变化的身体。

汉纳对身心学的定义对瑜伽练习者来说可能听起来很熟悉。在瑜伽中，我们谈论了人的五层意识（一种存在的层次），以及它们是如何相互作用的。所有的人类都由五个层次组成：身体；呼吸和生命能量；感官、感觉和思想；智力；精神。人的五层意识的相互作用和整合形成了一个协同的整体——是身心学的核心的同样的协同整体，存在于我们做好一项活动时。汉纳的定义并不是唯一一个在身体医学领域与瑜伽疗法相呼应的定义。

另一位身心学教育家和费登奎斯学派实践者，伊万·乔利，将躯体定义为身体主观的生活经历的总和，包括思想、情感和幻想，我们的生物学和神经系统过程的总和。这里的重点在于生活经验。乔利并不认为身体是一个探测和检查的物体。瑜伽治疗师应该熟悉他的理论，他们把运动和意识理解为瑜伽练习中的关键概念。根据乔利的观点，身心教育有四个核心方面。

1. 运动。生命就是运动。所有瑜伽学校在某种程度上都同意这一说法。你运动着。你是活着的。即使你静坐，你的呼吸和器官也会动。

2. 从内部意识到生命的存在。你根据你从身体得到的输入来进行自我调节和组织。在瑜伽中，当你在体式中运动时，你就会对你从内在感官得到的输入变得更加敏感。你可能会开始冥想练习，以满足你基于这种自我调节的意识的一些需要。在瑜伽练习的早期，可能在老师的指导下，你经常会有这样的时刻，你会意识到自己的内在感觉，以至于你会根据自己的感觉、节奏和内在需求来练习。在这一点上，你的自我意识并不来自于老师、镜子或其他外在的点，意识来自于你自己的身体。

3. 学习。你知道学习产生在当你看到行动和表现发生变化的时候。虽然有些学习可能产生在智力水平上，但对于身体学习来说，行为上必须有可观察的变化。当你在身体方面学习时，你每天活动的方式都会改变；它们更容易而且更有趣。你更有可能从事困难的新活动，或者决心要精通某项活动。因为你喜欢学习和接受挑战，所以你苦行（纪律）。

4. 空间。你的身心体验会受到周围空间的影响。换句话说，你通过环境来体现你的躯体。你可能会发现，阅读这本书并发展了你自己的运动练习，你的行为会有所不同。你对自己和其他人都比较和善，在工作中和家里都养成了新的习惯，或者会吃得更好，睡得更好。这些具体的环境变化使你能够更专注、更积极、更有效率地做你喜欢的事情。持续的瑜伽练习并不仅仅会在你生活的一个领域引发改变。就像你不可能在一个层面上工作而不影响到其他的一样，生活中的一个领域的变化会影响到其他所有领域。通过精心指导的瑜伽练习，你在生活的各个方面都会朝着健康和平衡的方向转变。正如瑜伽作者兼教育家莱斯利·卡米诺夫在他的博客文章中所写的那样，"瑜伽是通向平衡的内在运动。"我们在生活的各个方面都朝着平衡的方向转变。一旦我们通过平衡的练习找到了平衡，我们所有的活动就会变得更加令人愉悦。

身心教育和瑜伽疗法的定义是相似的。身心教育不能区分身体、心理和情感状态。身心教育实践者观察学生整体，就像瑜伽治疗师所做的那样。瑜伽治疗师可能会关注人的五层意识，而身心教育者则会关注身体、心理和情感状态的总和；然而，基本的整体哲学是相同的。如果说身体、心理和情绪状态之间没有区别可能很奇怪，许多专业人士会反对这种观点。毕竟，如果是这样的话，我们就不需要心理学家、物理治疗师或职业治疗师了，但这种关于协同整体的说法真的如此离谱吗？

每天我们都会用肢体语言来暗示人们的心理和情绪状态。肢体语言是交际中一个熟知方面。当我们说肢体语言时，我们常常能够比我们使用口语更好地解释一个情境或理解一个人。只要观察一个人的姿势，一个人如何移动他的四肢或在环境中定位自己，我们就能了解他如何看待情况。这使得我们能够更有效并感同身受地做出反应。人们情绪中的一个重要线索就是他们的动作和姿势。虽然你当时可能没有意识到它，但你可能已经意识到面对一个人整体的自我协同感，甚至当你在和她交谈之前，你可以判断她是否快乐或沮丧。你是怎么区分的？她用多长时间走过房间？她的脊柱是什么姿势？她的手势有多大？我们经常阅读人们的身体、心理和情绪状态，却往往没有有意识地分析。我们只是看到了。当我们对肢体语言了解得越多，就越能与一个人的整体联系起来。

肢体语言练习让你有机会通过身体的表达来判断自己的情绪状态。应在日常生活中进行这个练习，享受其中。

每一种情绪状态都有一个相应的身体组织是身心教育的一个关键前提。身心教育者可以引导学生认识到身体是如何根据情绪的产生来组织的，进而提供新的选择。当你以非习惯性的方式移动，围绕着特定的情绪组织身体时，神经系统有更多的选择来解决情绪上的难题，你也不必对情绪状况做出习惯性的反应。

探索：肢体语言

❶ 站立着，举起双臂像举着奥运金牌那样。你的脸上会有什么表情？你的眼睛睁得更大了吗？你也许注意到了笑容？你有什么感觉？快乐？自信？像个赢家？

❷ 做同样的事情，在你举起双臂之前，皱眉并且表情忧伤。你感觉如何？像个赢家吗？你的情绪改变了吗？举起双臂是否变得难了？

❸ 无精打采地坐下。垂下头模仿一个沮丧的人。你的脸怎么了？你皱着额头吗？你觉得自己是赢家吗？

❹ 现在回到坐着的姿势。给出一个大的、真诚的微笑。睁大眼睛。然后懒散地摆出你沮丧的姿势，而不改变你的表情。你觉得沮丧吗？你脸上带着微笑却无精打采地坐着是不是更难呢？我们的身体对我们的情绪有多大的影响，反之亦然，这是不是很有趣？

神经系统需要解决的另一个问题是如何在某些活动中提高表现，如特定的运动或受伤后的恢复。身心教育者通过引导人们走向一个对神经系统不熟悉的身体组织来促进这一点，从而为神经系统提供了更多的选择，以提高预期表现。当神经系统、肌肉和骨骼有许多解决运动难题的选择时，它会提高你完成（可能无关的）所需活动的能力。

这个身体教育过程与瑜伽疗法是相似的。瑜伽治疗师建议以神经系统不熟悉的方式来组织身体的体式。除了向神经系统呈现物理难题外，体式还可能带来情感上的挑战。对于一个缺乏自信的人来说，这可能是一种将胸部和手臂举到空中，像树的形态一样的瑜伽姿势。对于一个过于忙碌的人来说，也许做一个孩子的姿势，把额头放在地板上是一个挑战。瑜伽疗法是一种身心教育工具。

一位熟练的瑜伽治疗师或身体教育家将带领你经历一个运动的各个阶段，并解释你如何改变以适应不同的体验。无论做什么体式或活动，都要注意，你始终在致力于同步整体。虽然从整体中分离出来的想法是吸引人的，但是分离的想法是一种幻想，尽管这是一个令人欣慰的幻想。人们被教导把身体看作一个机器，有着独立的部分，一起工作，而不是作为一个功能互动的整体。在某些情况下，这种机械的身体观可能会有所帮助；然而，当你通过运动系统寻求长寿时，你必须考虑整体的功能，并采取一个整体的观点。

一个身体的整体视图可以帮助你创造更多的运动选择。你所选择的活动的基础是围绕着增强你如何向它引入多样性的意识而形成的。你可以使活动适应你每天的需要。如果你通过自身的内在感官来倾听自己现在的需求，你今天进行的体式可能和你昨天完成的体式不同，也和你明天要进行的不一样。有些时候，你可能需要放慢体式的节奏来增强情绪感觉，或者创造复杂的变化来挑战你的神经系统，或者通过使你的四肢靠近你的躯干而得到感知。在第 8 章中，我们给出了如何改变体式以满足当前需求的例子，以及它们如何与你想要在当天练习之前所使用的人的五层意识共同起效。请注意，即使在练习前只有一层，其他的仍然会有所涉及，因为你正在探索选择，并意识到你是一个同步的整体。

有技巧的瑜伽治疗师也可以与你的整体同步工作。他们可以让你在一次训练中经历一系列情绪和神经学难题，或者让你留下来探索一种情绪或神经学难题。正是身体的组织（活着的，不断变化的身体）唤起了情感和感觉，为运动系统解决了难题。这种整体的方法最终支持贯穿你一生的健康运动的长寿命和一个健康的神经系统。当课程结束后，你会把所学的知识融入你的生活和日常活动中。

探索：体式运动

❶ 安全起见，站在椅子或者橱柜后面以防失去平衡。从地面上抬起你的右脚，把脚底放在左腿的内侧，保持平衡。

❷ 吸气时，举起你的手臂。你有什么感觉？当你站在那里的时候，你能感受到感知能力的提升，同时利用神经系统来解决平衡难题，并感觉到右脚与左腿的接触吗？当你被挑战保持平衡时，你能感觉到情绪吗？

❸ 你可以闭上眼睛，让这个难题对运动系统更具挑战性。现在神经系统必须完全依靠内部反馈。当你闭上眼睛，不得不如此专注于运动挑战时，你是否失去了对情绪方面的感觉？

❹ 重复上述树式动作，但把你的双手摆成祷告状，手掌合于胸前。现在你感受到了什么？这是一种类似的令人兴奋的感觉，还是更平和的感觉？在双手摆成祷告姿势的状态下，是更容易还是更难找到平衡？

识别、区分和整合

你可以看到瑜伽和身心教育有很多共同之处。你还记得我们在这一章开始时提出的身心教育的原则吗？

无差别动作 = 无差别感知 = 无差别思维

有差别动作 = 有差别感知 = 有差别思维

你如何区分你存在的这些方面来改善你的动作、感知、思考和生活？第一步是识别。

识别

当你想要改进一个运动时，你需要做的第一件事就是识别你已经做了什么。通常，当你接触私人教练、物理治疗师、脊医或瑜伽老师时，你被要求采取不同的行动，而不是运用你的习惯模式。你可能会被告知如何改变你的动作，以提高你的表现，减少疼痛或稳定身体。离开诊所的时候，你会根据反馈或镜子中你看到的正确的动作来决定该如何做动作。然而，你很少看到原始的、习惯性的动作。

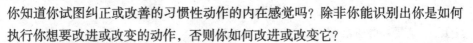

> 如果你不了解你正在做的事情，你就不能完成你想完成的事情。
>
> ——摩西·费登奎斯

你知道你试图纠正或改善的习惯性动作的内在感觉吗？除非你能识别出你是如何执行你想要改进或改变的动作，否则你如何改进或改变它？

费登奎斯法的先驱拉里·戈德法布用巴黎地铁来比喻。如果有人试图改变一项运动，而没有首先识别它：当你从地铁出来时，通常会有一张地图，帮助你确定你要去哪里。它有一个点，上面写着"你在这里"。根据你在地图上的位置，你可以知道如何到达你想去的地方。有时，有人玩了一个恶作剧，删除了表明你的位置的点。你不知道在哪里了，你怎么能到达你想去的地方？地图就失去了用途。因此，当你学习新的动作或改变旧习惯时，而没有识别你是如何完成运动的时候，你做出可持续改变的能力就会降低。

除非你能认识到你现在的运动模式，否则很难改变它。通过照镜子来观察你是如何移动或完成一个动作是有帮助的，但这还不够。你也需要能够识别在运动中发生的内在感觉。当你从这种内在的感觉感受到你的身体，并且能够熟练地使用它时，我们称之为运动智能。

运动智能是瑜伽疗法的重要组成部分。瑜伽治疗师可能会要求你夸大你想要改变的运动习惯，这样你就能在动觉的层面上感觉到它。尽管做更多你不想做的事情是违反直觉的，但是夸大运动来提高身体的觉知就像在地图上标明你的位置一样。一旦你在动觉层面上识别了这个动作，你就会在你活动的时候认出它，并且可以选择以一种不同的方式移动。你知道你在地图上的位置，现在你可以指明你想去的方向。也就是说，你可以区分和创建关于如何完成活动的选择。

下面的运动探索和相关的反思问题将帮助你理解如何识别你的运动模式。

你可以通过你习惯性的任何活动，特别是那些你想要改变和改进的活动来完成这个识别过程。向区分迈出的第一步就是要识别你在做什么。知道你要从哪里开始。下一步是将运动区分为不同的选择。

探索：识别

❶ 以桌面式开始，膝盖置于髋部下方，双手位于肩膀下方。现在把你的脊骨朝向天花板（猫的动作）。当你这样做的时候，让你的头尽可能朝向地板（a）。

❷ 在下一次呼吸中，将你的腹部沉向地面，头抬向天花板，在你感到舒适的前提下，脊柱尽可能地伸展（牛的动作）（b）。

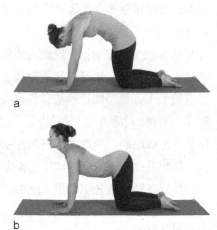

a

❸ 在下一次呼吸中重复第一步。你是如何完成这个动作的？你知道你是从哪里开始的吗？是头吗？腰部？上背部？在移动背部的时候你是在吸气还是呼气，还是屏住了呼吸？你的手和膝盖上支撑着更多的重量吗？在你的右边还是左边？所有这些变量都是识别的一部分。

b

❹ 返回再做一次该体式序列。注意你实际上在做什么。不要试图改变任何事情。只要按照你通常的方式去做，注意那是什么。

区分

在你识别了你的习惯性动作模式之后，是时候对它们进行区分了。如果你想成长，你必须改变你的模式。这可能意味着要冒一些小风险，走出你的舒适区域。当你改变你的模式时，会产生很多情绪。通过区分，你可以为一个特定的运动、体式或活动开发选项。下面的练习将指导你完成一个区分过程。

这些差异对你有什么帮助？到现在为止，你可能已经猜到了这个问题的答案。它们为神经系统制造难题。在一个更实际的层面上，通过区分，你会对你的环境做出更大的反应。当你有选择的时候，你可以根据你周围发生的事情和从你的内部感觉得到的信息来选择不同的运动。但你应该注意到不同模式之间的区别。

在识别阶段，当你以习惯的方式行动时，你会了解它的感觉。在区分阶段，你会学习如何创建和识别运动选项。重要的是能够感觉到在动觉层面的差异，因为运动是一种内在的体验。如上所述，当你学习新的运动时，在镜子中观察自己是一种很有价值的经历，但除非你一直都有一面镜子在你身边，否则在没有镜子的地方你不能够识别运动。建立一种动作的感觉是提高你在日常生活中的动作、行为和比赛方式的关键。通过学习如何区分，您可以创建运动选择，以改善您的比赛和生活方式。

区分的一个实际例子是右手网球运动员，他习惯于打正手球，而把身体的大部分重量放在左腿上。如果运动员将腿放在习惯的位置上打正手球，而右腿的重量更大，他就无法以同样的力量和精准的力量打正手球。没有习惯性的姿势，神经系统就无法识别身体的组织。右腿的重量越重，神经系统就越慢，不知道哪块肌肉应该发力，用什么顺序来执行正手动作。另一方面，如果运动员有一个更灵活的神经系统，并且腿站在不同的位置上练习了正手球，神经系统就更容易把正确的建议传递给肌肉，正手球将更好地同步，更有力、更精确。

当然，网球运动员在每一场比赛中都会区分不同的经历。为什么不在你进行你想要改进的活动的时候区分一下呢？因为在执行活动时很难区分。在身体组织内的活动中，比如站立，你的神经系统已经在用特定的习惯性模式来刺激你的肌肉，而且很难阻止神经系统在这种模式下激活肌肉。因此，如果你开始区分习惯性位置上的运动，你倾向于在一个运动模式上建立另一个运动模式。换句话说，模式是复合的，而不是区分。然而，进入一个姿势时，你的神经系统不习惯于在不被锁定在特定活动模式下去进入问题解决模式并寻求解决方案。然后，当你回到原来的位置或选择的活动，神经系统已经学到了一些东西，然后可以整合到你想要改善或改变的特定活动中。

回到这个网球运动员的例子中，为了习惯在用右臂做某事的时候，左腿增加更多的重量，他可能会开始做树式（见本章前面的练习），首先是右腿（习惯性侧），同时将上半身转向右侧。然后是左腿（非习惯性侧），并同时将上半身转向右侧。他还可以做猫式和牛式，在举起右臂朝向天花板的同时，右臂的重量更重，然后在举起右臂朝向天花板的同时，在左臂施加更多重量。在右侧施加更多的重量，同时要求同一侧采取行动，将有助于神经系统识别身体向右转的运动，而右腿的重量则更多地利于打正手球。作为一个更进一步的阶段，她甚至可以用右手拿起网球拍，进行体式。然后她就可以在打网球的时候开始区分。

这种区分可以用于任何活动中。在这一步中，有些人需要帮助。确定你自己的模式是很有挑战性的。你并不知道什么是你不知道的。寻求瑜伽治疗师对你的运动习惯和模式行为的意见可能是有利的。对许多人来说，识别是这三种方法中最困难的一步。你和你的瑜伽治疗师会观察你想要做的活动，找出你的习惯，根据这些习惯在各种相关体式中区分动作，然后将所学到的东西整合到你想要改进的活动中。

在我们进行整合之前，我们想澄清我们对调整和各种运动的看法。确实有一种理想的方式来完成每一个动作，正如有一个理想的方式来做瑜伽体式。关于瑜伽解剖学的书籍显示了每个体式有哪些肌肉参与。那些书没有提及，每个人是不一样的。根据我们的运动习惯，我们的神经元以某种方式连接在一起，我们中没

探索：区分

❶ 执行与识别运动探索相同的动作。以进行桌面式开始，你的膝盖直接位于髋部下方，双手位于肩膀下方。

❷ 现在摆出猫式，脊柱朝向天花板，头朝向地面。

❸ 在下一次呼吸中，将你的腹部沉向地面，头抬向天花板。因为你没有试图改变任何事情，你很可能会习惯性地重复这种牛式；你的做法和以前一样。

❹ 在下一次呼吸时，将你的脊柱朝向天花板形成弧，头朝向地板，但这次从尾骨开始卷动。

❺ 在下一次呼吸中，当你的腹部向地面下沉，你的头向天花板抬起时，再次从尾骨处开始卷动。

❻ 下一次，当你重复这个循环时，开始猫式和牛式的头部运动，允许脊柱延着向下的方向运动。

❼ 这次，当你脊柱完成猫－牛式序列时，让头垂着。

❽ 重复动作，但看看你是否能隔离上脊柱、颈部和头部的动作，保持下脊柱静止不动。

❾ 在接下来的几轮，让你的整个脊柱移动，并集中转移你的重量。当你做猫式和牛式的时候，右手承受更大压力会怎样？左手呢？右膝盖呢？左膝呢？如果你把注意力集中在身体的右侧怎么样？身体左侧呢？如果手上有更多的重量会发生什么？当膝盖承受更大重量的时候？

❿ 现在试一试：当你降低脊柱并抬头做牛式，往下看。那是另一种移动方式！然后做相反的动作，当你的脊椎向上，你的头低垂时，眼睛向上看。

⓫ 你也可以通过呼吸来练习区分。通常情况下，人们会在做猫式时呼气并在牛式时吸气，所以你可以在猫式时吸气并在牛式时呼气。扭转你正常的呼吸模式。你甚至可以尝试两个周期的猫式－牛式吸气并伴随呼气做两个周期动作。这样做你是提高了动作的速度还是增加了呼吸的长度？

⓬ 要有创造力，继续进行猫式－牛式动作，寻找新的方式来开始，全程呼吸，并保持运动流畅。

⓭ 在对自己进行各种不同的运动挑战之后，花点时间放松一下。

有一个人会像解剖书中描述的那样募集每块肌肉。所以，当你需要思考和关注校准的时候（我们称之为外部聚焦，或自下向上法）的同时，你也必须意识到内部关注或自下向上法。也就是说，你的身体里有什么感觉？什么是正确的校准方式？

每个人的骨骼都是不一样的。例如，偏离标准归因于你小时候的发展方式、你的活动水平以及你的受伤史等。一个内化的方法会让你通过关注和感知什么对你和你自己的结构是正确的来提高你的动觉智能，这样你就可以相应地调整体式。

瑜伽也可以分为外部和内部方法。专注外部的体式练习更注重骨骼排列，肌肉的参与、平衡、放松和姿态的身体感觉。内在专注的体式练习将更多的注意力放在体式过程中的精神和情感态度上，从身体的内部环境中倾听和学习的能力，以及对所有感官的开放性。外部方法并不比内部方法好或差。它们是大象的不同部位。你需要拥有在内部和外部之间来回往返的灵活性，这样神经系统不仅可以根据身体的组织和排列，而且可以根据你的感觉来解决谜题。在瑜伽中，体式是身心体式。这是严格的外在方面的转变，已经被许多现代实践所接受。当你对动作精益求精时，你就可以开始感知体式的技巧，而不仅仅是基于结构上的表象。这意味着通过身体提高对习惯、选择和联系的认识。无论你做什么，当你用心去做的时候，都是一种体式。要想作为一个同步的整体发挥作用，无论出现什么外部或内部谜题，你都需要保持稳定的头脑。

在过去的几年里，很多关于瑜伽损伤的文章都发表在日报、研究杂志和社交媒体上。我们认为，许多损伤是由于过于关注自上而下的外部方法造成的，在这种方法中，老师根据学生在体式中的一些结构上的理想来调整学生的体式，或者学生努力呈现"完美"体式的一些视觉效果。当你区分的时候，你需要注意自上而下和自底而上的方法。也就是说，要注意体式的基本排列，但要以一种适合你的骨骼和运动系统以及你的情感和感觉的方式进入体式。然后，在你感到舒服的姿势下进行练习。当你区分的时候，不要做任何突然或太有挑战性的事情。以感觉和感知你的方式来区分，但始终记住基本的体式排列的外部构架。同样，当你区分一个体式时也不要对你的内部环境做任何太突然或太具挑战性的事情。感觉和感知你的情绪是如何变化的。不要超越你的神经系统所能处理的情绪范围。

不管你是从外部还是内部的角度来练习瑜伽，你都是在要求神经系统来解决一个难题。不要让身体（平衡、力量、行动能力）或情感需求变得太困难，从而使难题变得太具有挑战性。如果这些要求中的任何一种都太具有挑战性，神经系统就会回到惯常的做事方式，因为习惯性的方式是默认的位置。相反，当你区分时，要使用"金发姑娘"原则：不要太多，不要太少。在老师建立了这个框架（自上而下）之后，根据你自己当时需要什么以及你能应付多少挑战（自下向上）的感觉来调整它。这种平衡的方法让你，让学生去感受正在发生的事情，提高你对自己的敏感性，用智能运动和情绪困惑挑战你的神经系统。最后一步是整合在有趣的体式练习中的识别习惯和区分动作中学到的东西。

整合

到目前为止，你已经确定了你习惯的移动方式，并区分了这个动作，给自己提供了运动的选择。现在，是时候将您的体式或动作的差异整合到一个同步的整体中了。

在整合阶段，你允许神经系统整合你在区分阶段学到的东西。神经系统自动整合这些区分。这是怎么回事？

通过以不同的方式做体式或任何其他活动，你的神经系统将首先收到身体以非习惯性方式组织的信息，然后将信息发送给肌肉，使它们以非习惯性的方式收缩。大脑和神经系统将接收到新的内部信息，这些信息将被整合到你习惯的运动方式中。这并不意味着你不能回到过去，以你惯常的方式进行运动，但现在你有了完成动作的选择。

虽然识别、区分和整合的思想起源于身心教育领域，但在瑜伽中也可以找到类似的概念。在瑜伽中，我们谈论的是烙印，或者印记。在现代语言中，我们可以把这些称为"习惯"，可以在你的思维、运动或感知中找到的习惯。这些烙印会经历所有的人的五层意识，并能塑造你所做的一切。通过识别阻止你熟练地进行一项活动，然后区分你的动作，以促进在不同的环境和身体组织中的熟练表现，你最终可以将神经系统的学习融入运动系统，并将其转化为由一个同步的整体执行的熟练动作。

 探索：整合

❶ 在这一章中，你已经用习惯性的方式完成了猫式和牛式，然后用多种不同的方式做了体式。现在回到你用常规方法做猫式和牛式。你能感觉到区别吗？

❷ 你能注意到你现在是如何做猫式和牛式动作，与你开始时的动作有何不同吗？你并没有试图做不同的事情（这种尝试发生在区分阶段）。但很明显，你的动作是不同的。它可能更容易、更大、更协调、更匹配你的呼吸节奏，或者以其他一些或大或小的方式改变。

更新和发展新模式的重要性

除非你继续运动，否则所有的动作——即使是那些有效率和整合性的动作——过了一段时间就会习以为常。因此，为了继续发展，你需要改变你的体式练习和行动。通过持续的操练，你对自己和你的需求变得更加敏感。瑜伽老师或治疗师建立了运动探索的框架，但你必须脱离垫子练习。

在公共工作室练习瑜伽的好处之一是，老师可以帮助你建立一个安全的框架，指导你的练习。对于初学者来说，拥有课堂经验是很重要的，因为一切都是新的。然而，你越是习惯性地、不假思索地练习瑜伽，在你的动作、思想和行动中，你变成习惯性的风险就越大。选择、多样性和运动技巧都应该随着瑜伽练习而增加。你不应该变得更加僵化或者固守你的习惯。

一般的团体瑜伽课包括很多模仿风格。老师示范，学生模仿，而不是用身体感受体式并进行适应。这种教学方式对视觉学习者的早期学习是有帮助的。如果老师使用无区别的运动模式，对学生就没有多大帮助了，因为他们最终以对老师最好的方式来做体式，而不是对他们自己的身体最好的方式。为了你自己的长寿，必须从你自己的动觉智能中提炼出有意义的动作。增强这种感知和反应需要时间、精力和注意力，这最终会给成长、健康和运动模式带来回报。相反，如果你不花时间去创造变化，你的技能和活动就不会有长期的进步。如果去上课或模仿你在课堂上所做的一切，那么你将再次陷入一种习惯性的运动模式，这将阻碍你的技能和活动的进步。神经系统需要新的谜题。

这并不意味着你必须每天挑战自己。有些时候，因为身体、情感或精神的原因，你需要回到熟悉的练习中，通过重复同样的动作或练习，需要训练和自学以便知道什么时候该挑战神经系统，什么时候通过重复同样的动作或练习让神经元更紧密地连接在一起。

在某一时刻，你的技能和热情都会停滞不前。你的运动模式只会带你在运动或生活中前进至此。瑜伽结合了力量、运动能力和神经系统的挑战，它将帮助你发展运动模式选择，使你在活动中更有效率和更成功。你可能会注意到你在回避新的情况和挑战。你变得太舒服了，神经系统休息并享受着。现在是使用瑜伽疗法和挑战运动模式的时候了。无论你是否是一名运动员，你都需要挑战自己，去探索你的内外部环境，这样你就不会被动地生活；相反，你要充实地生活。

运动习惯和损伤

近年来重复性劳损频繁发生。无论是在办公室工作、发短信、打网球、跑步，还是任何其他重复运动的时候，现代医学都无法找到预防这些伤害的方法。第 7 章更具体地探讨了各种伤害和如何防止伤害，以及预防措施、禁忌和康复的观点。本节主要研究重复性伤害的一般情况和习惯性运动模式可能发挥的作用。

闭上你的眼睛思考上一个短语——重复性劳损。听起来像是习惯性运动造成的伤害。重复性劳损（RSI）是由重复地、一次又一次地进行相同的运动导致的损伤。越来越多的受伤的人转向瑜伽运动来解决他们的疼痛。尽管关于瑜伽对重复性劳损有效性的研究并不多，但似乎体式练习是治疗这类损伤的一种有益的方法。

例如，凯莉是一名银行出纳员，她发现越来越难以完成工作所需的精细的机械任务。当她数硬币时，把硬币从柜台滑到掌心的速度变慢了。钞票粘在她的手指上，或者容易掉出去。当她打字时，她的手腕和手指都不灵活。凯莉喜欢她的瑜伽课程，因为这减轻她的背部、颈部和肩部疼痛，也因此，她报名参加瑜伽治疗课程。她的瑜伽治疗师指导她完成了一个基本的平衡姿势，但要求她以她以前从未做过的方式来做。在这次课程结束之后，凯莉开始在数钱的时候，用她的非惯用手，使用她的无名指而不是食指，在柜台后面单脚站立。渐渐地，她开始注意到，通过运用某些选择，她的手表现得更有技巧，而且以前经常出现的疼痛和抽搐也变得不那么强烈了。由于她的瑜伽治疗课程，当问题发生的时候，凯莉也能够更加轻松地看待。

有多种原因可以解释为什么瑜伽对重复性劳损有帮助。持续的瑜伽练习使人们更强壮、更灵活，并且对他们如何使用身体具有敏感性。随着练习，他们也可能感觉到需要其他更健康的生活方式的选择，如睡眠、更好的食物和笑容，这些都有助于预防伤害。

瑜伽有助于肌肉骨骼和重复性劳损的另一个原因可能是神经系统能够解决问题，而不是一遍又一遍地做同样的动作。首先，你学习并练习导致疼痛的动作的变式。同样，这也是一个识别、区分和整合的过程。尽管体式可能不是类似引起重复性劳损的活动，但神经系统从分化中学到了一些东西，它融入了整体的运动模式，因此在如何移动方面有选择。瑜伽疗法通过观察个体在体式中的运动习惯，提供处理特定问题的姿势，以及改进体式以避免刺激伤害，从而扩大了这些益处。

瑜伽将如何帮助重复性劳损的治疗是同样重要的。有时很难确定是什么导致了重复性劳损，但是使用瑜伽疗法和各种体式可以增强意识和敏感性。病人经过几次瑜伽治疗后来到这里，说他弄明白了自己是在做某种重复动作时屏住呼吸了，或者没做运动。通过增强意识他就知道了问题的原因，这是很常见的。与其让瑜伽治疗师或其他人告诉他们，客户自己弄清楚，这更有说服性。瑜伽疗法能够增强能力，通过瑜伽治疗师的指导支持客户发现解决方案。

在第2章和第3章中，我们提供了运动和体式探索的例子，以演示如何挑战你的神经系统。第4章提供了更多关于瑜伽疗法的信息，因为它涉及利用关注的力量。接下来的章节将提供关于在瑜伽姿势练习中创造各种意向运动体验的指导。本书中的所有探索都让你对识别、区分和整合的概念有一个实际的理解，这样你就可以从体式中得到更多的乐趣。它们也将改进你选择应用这些概念的任何活动，从现在起，开启长寿之路！

4
发展专注

在过去的 20 年里，瑜伽生活学院对每月或每周参加瑜伽课程的 1000 多名学生进行年度调查。克丽丝滕和她的丈夫鲍勃·布特拉于 1996 年共同创立了该学院，位于宾夕法尼亚州韦恩市。它是一个全面的教育中心，专门研究瑜伽的整体生活方式，同时培训瑜伽教师和瑜伽治疗师。这里也是综合瑜伽疗法培训项目的所在地，克丽丝滕和斯塔凡与鲍勃·布特拉、艾琳·拜伦和高级瑜伽生活教师一起授课。

年度调查中的问题旨在关注如何有效地继续为学生不断变化的需求而服务，征求反馈意见。通常，调查首先询问学生从练习中获得的三个益处。他们的答案有助于我们更好地理解激励他们继续瑜伽学习的动机。

每年我们都很高兴地看到，学生们不断地将呼吸探索列为他们从实践中获得的最大益处之一。当我们和老师分享调查结果时，有时他们会感到惊讶。老师们觉得他们花了大部分时间提供了瑜伽姿势的详细指导：姿势的转换，以及对学生的体式进行改进和调整指导。呼吸是所有这些动作练习都必须包含的元素，学生们对这种连续性的感觉做出感知和反应。

虽然很多人都熟悉瑜伽体式，并且希望它们成为瑜伽治疗课程的一部分，但是很多人都惊讶地发现瑜伽练习范围远远不止体式。本章介绍了呼吸、感官掌握、形象化、专注力等方法，以提高你体验生活中活动的方式。结合瑜伽姿势或个人练习，这些策略可以创造出更统一的瑜伽疗法经验。

不单单有体式的瑜伽疗法

许多现代瑜伽流派对瑜伽练习的体式和躯体方面都有很高的价值。瑜伽的许多风格都使用着这种方法，共同的主线就是与呼吸之间的协调性。当然，也有偏离这个规范的，包括放松、吟诵或精神研究和反思阶段。

虽然关注体式的课程类型对许多练习者来说是愉快和有益的，而且通常是教导性的，但是瑜伽生活方式在集体环境中教授是不太常见的。瑜伽中戒律（限制害处）和遵行（遵守纯净），引导练习者将习惯避免加入或加入到他们的生活中。这些因素阐明了瑜伽疗法渗透到日常生活活动中的一种方式。

为了支持积极的生活方式，我们将集中讨论四种实用的并可以立即应用的做法，可以自行探索或与瑜伽体式相结合：呼吸、感官意识、可视化和专注力。

呼吸的能量

呼吸是我们保持状态的关键部分。无论考虑到它与我们工作、思考、睡眠还是与他人互动的能力的关系，我们都可以说呼吸是驱动所有其他模式的核心模式。毕竟，难道我们每年还能做别的 600 到 800 万次活动吗？调节呼吸有助于人们随着生活的变化而改变。学会自觉地呼吸，使人们能够进入自己的中心部分。

> 浅呼吸引导了我们自身的肤浅体验。
> ——丹尼斯·刘易斯，*The Tao of Natural Breathing* 的作者

瑜伽中我们有着普拉纳（Prana）的概念，它常常被翻译为生命力、能量或活力，并与呼吸控制（Pranayama）相连。我们喜欢考虑更多的呼吸技巧方面的知识，主要是能够利用呼吸作为自我意识的资源，并从这种意识中起效，随着情境适应呼吸的能力。为了通过呼吸来探索自我意识，你必须像对待任何其他运动一样，识别、区分和整合呼吸。

在任何特定的时间里，你的呼吸方式都会增强或削弱你想要完成的事情。虽然大多数时候呼吸是一种无意识的行为，但我们可以有足够的意识和技巧，使之成为一种有意识的行为。如果你以前从来没有做过呼吸练习，你会对它们如何影响你的生活体验的迅速改变而感到震惊。首先，培养注意这些变化所需的注意力可能是一种挑战，在探索时要耐心。要成为一个熟练的呼吸者，你必须发现并消除你自己与自由、适应呼吸之间的障碍。要做到这一点，你需要经历一个熟悉你目前的呼吸模式的过程。

要成为一名有技巧的呼吸者，请遵循以下过程。

1. 培养你观察呼吸习惯的能力（识别）。

2. 引入新的选择（区分）。

3. 调整你的呼吸使之能够匹配并有助于你所有的运动（整合）。

当你开始呼吸练习时，记住有选择意味着你不会一遍又一遍地做同样的事情。如果你一直在一种或几种练习中都使用一样的呼吸方式，从不尝试探索和改变，你的神经系统将无法具有适应性。探索这个词意味着变化。一旦你开始探索更多的呼吸选择，有时识别你是否真的在做你认为自己正在做的事情会变得很困难。当你探索的时候，尽量保持好奇心和趣味性。如果你注意到你在自己的身体里制造了不必要的压力或紧张感，停止练习，停下来调整一下，然后以好奇和趣

味的态度重新开始。

体位呼吸探索为你提供了调整呼吸以适应各种体位的机会。呼吸探索取决于你的方向感和感知你的呼吸的能力，你也许能注意到你呼吸方式的不同。观察，练习，玩得开心！

体位呼吸探索也为你提供了一个机会，让你对如何参与你的呼吸并开始使你的呼吸过程变得更有意识有了一个基本的了解。从这个练习中你所获得的意识会给你一个基本的概念，从而开始区分你的呼吸并发展新的呼吸选择。

选择呼吸或动作意味着自由选择。自由选择是神经系统发展的快乐的活动。观察一个孩子使用一本新的涂色书。他使用不同的绘画方法去练习并体验：使用不同的笔触和力度，用任何一只手或用几个手指或拳头拿着蜡笔。他可以从他的小指节、手腕或手肘开始运动，或者他可以用整个手臂在纸上乱涂乱画。他如何着色似乎没有任何方法或理由。你认为你可以教孩子创作一个更漂亮、更干净的作品，没有随机性和不可避免的混乱。然而，孩子们的神经系统正学习着需要理解在未来如何使用蜡笔的所有变化方式：如何基于笔触和力度去创建不同的阴影和纹理，如何在线条内上色，如何在身体部位的多种多样的姿势下、在头部的不同位置中以及内外的环境干扰下，用双手创造出想要的效果。总而言之，神经系统通过自由体验学习选择，来让孩子能够以不同的方式绘画。

如果我们要驾驭不同的生活情境和经历，呼吸也需要这种自由。一旦你开始练习不同组合的呼吸模式，你会注意到，在整合区分后，神经系统会选择在特定情况下最有效的模式。换句话说，通过体验你的呼吸选择，你可以选择最适合这种情况的呼吸方式。你越能使你的呼吸更好地适应不同的情况，你就能更好地在各种情况下发挥潜能。区分呼吸模式并给神经系统选择，这样你就能对生活做出有效的反应。

 探索：体位呼吸

❶ 在地板上，或瑜伽垫上，或任何能够提供关于你的身体如何休息的触觉反馈的固定平面上，以一个仰卧的姿势开始。观察你的呼吸而不改变呼吸。保持好奇但不要评判自己。

❷ 你的呼吸来自哪里？来自于腹部？胸部？锁骨？

❸ 你的腹部是朝向天花板上下移动并朝向地面吗？

❹ 你的胸腔是朝向天花板上下移动并朝向地面吗？

❺ 把你的手放在你身体的一侧，放在你的胸腔下方（a）。你能在你的手中感受到扩张吗？

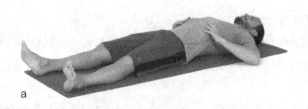

a

❻ 你能感觉到你胸腔向两侧扩张了吗？如果没有，你能进行侧向呼吸，让你的胸腔向两侧扩张吗？

❼ 当你这样做的时候，注意胸腔向左和向右的扩张方式是否相同。

❽ 当你呼气时，你感到哪些肌肉收缩？

❾ 面部朝下，交叉双臂，让你的额头靠在上面（b）。现在重复你在仰卧位置上所做的观察。反馈是如何变化的？你能再次感

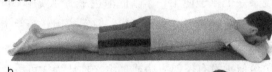

b

觉到躯干后部的扩张吗？你能用地面给你更多的反馈，感受到身体前面的腹部和胸腔上发生了什么吗？

❿ 站起来（c），注意你在从脸朝下向直立过渡的过程中如何进行呼吸的。你呼吸了还是屏住了呼吸？现在重复你在其他两个位置上做的相同的观察。当你吸气时，你在哪里感觉到膨胀？当你呼气时，你在哪里感觉到收缩？当你站着的时候，你对呼吸的感觉是如何变化的？如果没有地板给你反馈，你是否更难感觉到自己的呼吸？

⓫ 你能感觉到每一个位置的变化都会改变你的呼吸体验吗？确认每一种姿势的呼吸习惯。

c

呼吸和减压

呼吸是独一无二的，因为它可以改变你的感觉，调节交感神经系统和副交感神经系统之间的平衡，并使你感到有压力或放松。一切都在你的控制之下。许多其他对生存至关重要的自主功能，如心率、内脏功能和血压，都不是在意识控制范围内的，而呼吸却可由意识控制。也许这就是为什么如此多的文化传统强调呼吸。

一般来说，人们可以说，通过减缓呼吸，副交感神经系统对调节交感神经系统有一种抑制作用。你会变得不那么紧张，心率下降，食物被更有效地吸收。你进入了一种可以治愈的状态。此外，如果你呼吸得更快，交感神经系统就会启用，

你又回到了"战斗、飞行或冻结"的状态。当你焦虑的时候，你也倾向于呼吸更浅，呼吸速度更快。你知道当你感到压力时你的呼吸是如何变化的吗？在你意识到你有压力之前，呼吸会改变吗？

减压式呼吸和放松运动帮助你在呼吸中唤醒整个身体——腹部、胸部和锁骨。通过你的呼吸方式，可以有放松的副交感神经系统反应或充满活力的交感神经系统反应。这取决于你如何进行锻炼，以及你的大脑如何解释你正在做的事情。尽管我们大多数人需要更多的副交感神经系统激活，但我们必须意识到，这取决于我们所处的状态和我们如何进行探索，它可以对我们产生激励或平静的效果。在下一次呼吸探索中，你将首先观察你的正常呼吸，为你的呼吸引入新的选择，然后返回观察呼吸，评估新信息是如何整合的。

减压式呼吸和放松运动也让你有机会知道哪种呼吸方式会让你感觉更轻松或更有压力。在呼吸探索中要注意你的身体和情感上的感受。虽然在体式练习中的探索可以唤起情绪，但不依附于运动的呼吸探索而对某些人来说可能更具情绪化。重要的是，你要注意到当你探索或呼吸时会发生什么，并注意到你对呼吸或体式探索的反应。

当进行呼吸的时候，并不是每个人的反应都一样。针对呼吸练习没有一个普遍的反应。在呼吸探索过程中，注意你的身体、情感和精神上的感受。因为呼吸是我们最深的核心（字面上和理论上）的核心，所以对于你的呼吸模式，体验各种反应是正常和健康的。许多与呼吸练习相关的结果会让人感到愉快，但你在呼吸习惯上的改变也有可能会让你感到有点不愉快。多进行呼吸练习可能会提高你自己之前被隐藏或压抑的意识。舒适和不舒适的结果都是正常的，你甚至可能同时感受到这两种体验。

我（斯塔凡）曾经和一位尝试平静下来的朋友交谈，他告诉我，每次她试图这样做时，她都会更加焦虑。她不知道为什么会这样。经过对话和观察，我意识到是她的呼吸方式使她焦虑。她的老师总是在开课时建议她进行深呼吸，但没有给出具体的指示。我的朋友对呼吸的理解是将空气深深地吸进她的上胸部，这让她感到焦虑。一旦我们改变了慢慢呼吸的意图，并探索了与之相关的可能性，焦虑就消退了，她开始享受平静下来的感觉。

请注意，大部分时候一些练习都会很好地发挥作用，而另一些可能只在你生命中的适当时候才会有所帮助。只有你知道你是否在适当的时间、在适当的水平上挑战了自己。如果你不确定要做什么探索，那就先休息一段时间，过一会儿再看看你是否还有一样的想法。重要的是要对你的经验做出反应，并允许自己根据自己的意图和能力在任何特定的时间来调整和改进练习。曾经可能是有用的探索

探索：压力以及放松的呼吸

❶ 在地板上、瑜伽垫上，或任何能够提供关于你的身体如何休息的触觉反馈的固定平面上，以一个仰卧的姿势开始。

❷ 加大腹部运动，吸气时提升腹部，呼气时收紧腹部。这时感觉如何？这是许多人认为的正常的腹式呼吸。（有趣的是，即使感觉或出现这样的方式，但并没有空气进入腹部。提升腹部是横膈膜的一种功能，它是你的主要呼吸肌肉之一，下降时把腹部的其他器官挤在下方。所有的呼吸都是通过横膈膜进行的，除非你在某种程度上丧失了能力。）

❸ 回到你正常的呼吸模式。注意到不同了吗？记下你观察到的情况。

❹ 当你允许横膈膜更自由地移动时，你的胸腔和胸部会发生什么？当你吸气和呼气时，你能加大你的胸腔的运动吗？当你吸气时，你能让你的胸腔随着腹部的膨胀而塌陷吗？当你呼气的时候，你能扩大你的胸腔并收紧你的腹部吗？感觉如何？当你允许你的腹部扩张和收紧时，你能保持你的胸腔绝对静止吗？

❺ 回到你正常的呼吸模式。注意到不同了吗？记下你观察到的情况。

❻ 现在做扭转胸腔和腹部的运动。当你吸气时，扩张胸腔，收缩腹部，然后当呼气时，收缩胸腔，扩张腹部。这被称为反向呼吸，经常用于人们期望花费大量精力的武术运动中。你不想在日常活动中以相反的方式呼吸，但是当你需要最大限度的努力时，能够反向呼吸是很重要的。

❼ 回到你正常的呼吸模式。注意到不同了吗？记下你观察到的情况。

❽ 现在把你的手指放在锁骨或上肋部后面。当你呼吸时，你能感觉到那里的运动吗？当你吸气时，你能缓慢地加大那里的运动吗？当你加大肺部上部的运动时，你能感觉到你的腹部收紧？你感觉如何？焦虑？大多数人用锁骨周围进行更多呼吸时会感到焦虑。该区域的肌肉要小得多，通常只有当你需要付出很大的努力或出现焦虑时才会使用。有时，当一个人有阻止使用横膈膜或出现降低肺活量的状况时，这些肌肉就会激活。

❾ 现在恢复正常呼吸模式。你做了什么来缓解焦虑？你又开始腹式呼吸了吗？你的呼吸减慢了吗？自从你开始这个探索之后，你的呼吸发生了怎样的变化？

❿ 站起来。当你注意到你的站立呼吸时，你现在的站立感觉如何？你对自己的呼吸更有意识吗？你能在站立的时候选择一些其他的呼吸方式吗？

在未来可能是没有用的。你可能已经改变了，不再需要这种特殊的练习了。不要抓住无用的东西，继续进行新的探索。

不同风格的瑜伽用呼吸创造出不同的效果。一些风格的练习者对他们认为的正确呼吸有具体的想法。我们注意到许多有经验的瑜伽练习者都有死板的呼吸习惯。在他们进行呼吸探索一段时间后，他们发现，当他们开始练习瑜伽时，还没有确定他们现有的呼吸模式。相反，他们采用了他们所认为的"瑜伽"呼吸模式，在这样做的同时，在旧模式的基础上增加了一个新的模式。这仅仅是一个举例，说明当所期望的结果是呼吸的自由和灵活性时，没有识别的区分是如何失去有效性。想要真正适应，你必须确定你的起点，然后再创建选择。

你会注意到，在考虑选择时，我们倾向于远离诸如对的、正确、受控、优越和其他关于呼吸练习的价值判断等词汇。相反，我们的目标是鼓励你考虑许多方法，你可以探索如何消除干扰你自由、轻松和适应呼吸的模式。到目前为止，我们所描述的探索并不是面面俱到的，但是当你带着好奇和探索的态度呼吸时，它们确实让你很好地感觉到了什么是可能的。当你进行呼吸练习时，我们更喜欢在这个阶段建立一种观察、适应和反应的感觉，而不是叠加一个模式，控制呼吸，甚至是"正确"呼吸的想法。我们鼓励你保持兴趣，用呼吸探索作为一种方式去发现你想要进行的最适合的活动选择。

到目前为止，你已经确定了你是如何呼吸的，并探索了你呼吸的各种不同，然后你注意到这些差异是如何整合到你的正常呼吸模式中的。在完成了基本的识别、区分和整合之后，你现在可以继续将这些差别融入日常活动。

我们将在其他章节中重新审视呼吸，并为你提供其他呼吸选择，你可以同时探索各种瑜伽姿势。现在，我们将继续学习肢体的感官控制。

感官意识

感官控制被认为是连接瑜伽外部分支和内部分支之间的桥梁。

在我们强调注重感觉来识别、区分和整合之后，我们现在建议你尝试收回感觉，这听起来可能很奇怪。的确，要使瑜伽疗法变得更加个性化和有效，你需要完善你的所有感觉，以此来更好地理解和回应你自己和周围的世界。但是，瑜伽疗法如果能消除不受欢迎的感觉干扰，也会更有效。到目前为止，我们通过定向探索引导你感应到明显的感觉（也许是一些不那么明显的感觉！）来调整。在这一节中，我们会训练将我们的感觉集中在我们想要的地方，而忽略我们不需要去关注的东西。

虽然感觉的产生并不总是在你的控制之下，但你可以控制你对感觉的反应。

你可以选择集中注意力的地方。想象一下，当你全神贯注于某项活动时，你听不到有人对你说话。这种程度的关注是一个掌握感觉起作用的例子。你能够完全关注重要的事情，并且有选择地忽略其他的输入。感官控制是一个很好的方法，可以避免分心，这样你就可以把所有的精力集中在手头的活动上。

让我们回到网球运动员的例子，探索普拉惕哈拉练习如何帮助他提升比赛。为了利用注意力，网球运动员可能会一次只使用一种感觉，例如，当球拍接触时，把聆听球的声音、手的振动，或者聆听呼吸作为一种方式，以消除来自其他球员或观众的噪音。赛场上有很多内、外部干扰因素，通过专注于一个领域，网球运动员可以避免注意力被其分散，从而专注于比赛。

你可以从网球运动员的例子中看到，感官控制可以通过多种方式来练习，其关注点可以是内部的，也可以是外部的。让我们从下面的练习中将呼吸作为关注点开始。

这个练习结合了呼吸控制和感官控制的练习。通过调整呼吸，并将呼吸与各种活动联系起来，你将继续挑战你集中注意力和排除干扰的能力。请注意当你在练习感官控制的时候，你在调整注意力，同时你也在提高你对周围环境的认识。你正在学习如何在你的环境中忽略那些分散注意力的信息。

在日常生活活动中使用感官控制会带来很大的好处，特别是在当前没有限制性干扰的环境中。我们大多数人都在不停地上网；智能手机使我们能够随时查看电子邮件、短信和搜索网络上的新闻、体育赛事比分和其他我们想知道的信息。我们所消耗的大量信息，加上我们挑选和处理这些信息所需的多任务水平，有时是令人难以承受的，我们的经验和对许多活动的娱乐正因此而受到限制。

探索：呼吸控制

❶ 坐在椅子上。确保你的脊椎是直立的，不靠在椅子的后背上。闭上眼睛。

❷ 感受空气是如何进入到你的鼻孔中。你能够通过进入的空气感受到喉咙到肺部的距离吗？当你呼气的时候，你能感觉到空气从你的肺里，通过鼻子或嘴排出来吗？

❸ 完成 10 个呼吸周期（吸气和呼气），注意空气进入肺部以及离开肺部。

❹ 睁开眼睛进行 10 个呼吸周期。既然你的视野对你来说是可用的，那么关注空气的吸入和呼出是更容易还是更困难？

❺ 站起来，在房间里走来走去，仍然注意着呼气和吸气。这会使你更容易还是更难关注肺部的呼吸感觉呢？

我们经常被这样一个简单的事实所分心，那就是我们可以随时看所有这些信息。每次我们收到一条新的信息，比如在社交软件或者类似的应用上，一小部分感觉良好的多巴胺会进入大脑。也许你自己的手机在你的办公桌上，或者在你的口袋里，这样当你工作的时候，你可以定期看手机。有没有"找你的人"？今天，很多人都曾在手机上听到幻觉的嗡嗡声，以为手机震动了，其实没有。这种现象是神经系统在寻找一种简单的多巴胺。我们建立了基于我们与电子设备互动模式的生物奖励系统，结果却导致我们比以往任何时候都更加心烦意乱。

你能阻止自己查看你的智能手机吗？当你在电脑上工作时，你多久检查一次电子邮件？当你和朋友外出或和家人一起吃饭时，你有没有想过要检查你的手机？许多人很容易因电子设备分心。下次当你在一个公共空间，如购物中心、公园或火车站的时候，花几分钟注意一下有多少人会因他们的电子产品分心。许多人没有注意到他们身边缺少了什么，因为他们在某种程度上被科技分散了注意力。

感官控制限制了电子产品和其他干扰物的吸引力。从日常生活的角度来看，练习的意义在于掌握可以让你有选择地关注或忽略所有的感觉吸引的能力。这样，你就可以专注于一个特定的活动或目标。下一个练习将探讨如何将注意力集中在环境中的特定声音上，以此来利用您的感官控制能力。

探索：感官控制声音

❶ 不带电子设备或耳机去跑步或散步。听听脚踩到地面的声音。左脚落地时听起来和右脚落地时一样吗？你能改变声音吗？你能让声音更柔和些吗？大声点呢？

❷ 挑战你自己去忽略周围的所有其他声音和视觉输入，只需要听你的脚在地面上的**重复声音**。

❸ 一旦你已经练习了几次脚落地上的声音，返回到你的正常步调。从你开始探索到现在你的声音变了吗？

你是否意识到，在这个练习中，你再次应用了识别、区分和整合的概念？与前一章的动作多样化相比，唯一的变化是你注意的是声音而不是动作。

你也可以使用感官控制来专注于特定的身体部位。跑步者可以把注意力集中在脚落地的方式上，而不是聚焦在双脚落地的声音上。网球运动员可以把注意力集中在前臂和手腕与球拍和球的接触上。你可以关注身体的任何部分，但开始时更重要的是要注意身体中参与你所做活动最多的部分。这有助于你定制方法，并随后专注于你身体越来越微妙的方面。下面的练习让你有机会练习这个身体的意识和定制。

这个感官控制活动让你有机会在更长的一段时间内获得对感觉的掌握。你可以看到选择性专注力也能提高你的运动能力。感官控制也可以是一个有用的工具，以支持你的瑜伽姿势和冥想练习。在树式中，你可能会注意到你的脚，你的平衡或你的呼吸，或把你的眼睛聚焦在单一的一个点。当你练习实际的感官控制时，试图专注于一件事，而不被你的感官感知到的任何其他东西所干扰。这些潜在的干扰可能包括你的智能手机、家庭、宠物、瑜伽老师，或者窗外发生的事情。

 探索：感官控制身体

❶ 选择关注一个你最喜欢的活动，并选择关注一个身体部位。每次练习的时候，都要把注意力集中在身体的这个部位。

❷ 在特定的时间内，关注特定的身体部位进行活动（取决于活动的频率，我们建议三到四周）。在这段时间里，你可能会轻微注意到一些你已经识别、区分甚至整合了的事物。

❸ 在指定时间结束后，评估你通过这次练习获得了什么。

形象化

形象化是一种强大的感官工具，有助于瑜伽姿势练习。常见的瑜伽语言包括词根源、流向、地面、打开、延长、绽放、飞行、到达、传达等，它们都有丰富的视觉联想。瑜伽姿势的名字（战士、狮子、树、新月、女神、英雄和山等）都富含给练习者带来的强大形象。对于有视觉思考能力的人来说，结合你所选择的活动进行可视化练习至少可以提高你的体验，对一些人来说，它可以极大地改变动作或瑜伽姿势带来的益处。

让我们回到网球运动员的例子。他可能会想象一些外在的结果，比如发球得分、对手丢掉球、记分板上分数领先，或者只是看到自己赢了比赛。相反，网球运动员可能会内化与某种特定品质相关的视觉形象，比如像羚羊跳跃般优美，舞蹈演员般流畅。

下面的练习要求关注你的内部视觉感觉。请注意形象化对你完成动作能力的影响。

探索：形象化

❶ 以山式（见第 2 章关于基本山式的介绍）站立。

❷ "仅仅站在这里"感觉如何？记录你注意到的事情。

❸ 当你把"我只是站在这里"这种意图转变成"我是以山式站立"时发生了什么？

❹ 现在想象一座山。在你的脑海中创建一个强大的、岩石般的身体从地面高耸到云层。当你这么做的时候会发生什么？你觉得很重吗？感觉到轻？有基础的？你是否感觉到你展现姿势的方式发生了变化？

❺ 现在，想象一下山的根基——牢固、坚硬、强大。你是否感觉到你展现姿势的方式发生了变化？

❻ 现在想象一下从山顶喷出一缕缕炽热的红色岩浆的熔岩。你的注意力怎么了？它有没有转移到身体的另一个区域？熔岩喷发的时候你的思想怎么了？当熔岩喷发的时候，你感觉到更安定还是烦乱呢？

❼ 返回到"只是站在这儿"的想法，观察姿势上的不同。记录你注意到的事情。

山式只是许多姿势中的一种，可以通过练习形象化来增强。瑜伽姿势也可以分为不同原型。例如，下犬式是动物的原型。当你做下犬式，你想象到什么？你能想象出一只有趣的狗吗？一只刚醒的困倦的狗？希望不是只愤怒的狗。或者你只需要想象一只狗，感受到你的后腿和背部的大幅伸展。这也没关系，但你可以时不时地利用形象化来创造不同的体验。

到现在为止，你可能已经感觉到我们不会告诉你在练习瑜伽时你应该做什么。相反，你可以参与到我们提供的选择中，变得有趣或相关联。这取决于你将这些选择与你打算通过瑜伽疗法来加强的活动联系起来。每次你来到瑜伽垫前的问题应是："我今天要以什么方式练习？""我的意图是什么？"有时它可能是一种伸展的感觉。有时你可能会追求力量或耐力，而在其他时候你可能会努力收回你的感觉，内化注意力，或者运用形象化或专注力技巧。当正确的练习者在正确的时间有意识地做这些选择时，所有这些选择都是合适的。最重要的是，你有权根据自己的需要来调整你的练习，这样你就不会被局限在一个特定的形象化、呼吸模式或练习意图中。

就我们而言，我们建议你避免同时关注太多的事情。看完这本书，你将至少学会 32 种姿势，每一种体式都有很多不同的地方。你可能会因为学习这些东西而变得很兴奋，以至于你想一次做完全部体式。这是正常的反应。如果发生这种情况，重要的是要记住，设定明确意图的好处之一是它重点单一。回想一下，在第 1 章中，我们谈到了我们是如何由于一次做太多事情而形成负面影响的。试着让自己在练习中一次只专注于一两件事情。太多的意图或关注领域可能会使情况变得混乱，降低练习效率。在第 8 章中，我们将进 步探讨在练习中意图的多种可能性。

在第 3 章中，我们讨论了身心教育工作者在假设每一种心境都有一个相应的身体组织的前提下进行指导。如果我们认为这个假设是正确的，那么这也意味着每个身体组织都有相应的心境。你的精神状态会反映在身体上，反之亦然。改变你的想法，你的身体就会改变，或者改变你的身体，你的思想就会改变。作为复习，你可能需要进行第 3 章中身体语言的探索。

不管你如何选择，瑜伽疗法提供了智能的方法来影响身体和思想的变化。这些变化使你能够验证和理解你的身心之间的无限联系和相互关系。

形象化的益处并不属于新发现。形象化在某种程度上应用于各个物理和精神学科。在古代和现代，许多高水平的运动员都使用形象化方法，人们常说，如果你不去想象自己赢得奥运奖牌，你就无法赢得奖牌。如果你看到伟大的运动员走上球场、溜冰场或任何其他运动场，他们就会用某种方式表现自己。他们是有底气的，他们周围带着一种表达"我很棒"的光环。

花点时间考虑一下。当你开始一项新的活动或任务时，你是如何表现自己的？你是否相信自己能够完成任务，或者认为你不太可能完成任务？你的行为方式会影响你的态度吗？你组织你的身体的方式会阻碍你在所选择的任务中成功吗？更有可能的是，如果你想象自己失败了，你就会失败！

下一个练习让你有机会将形象化的力量应用到你自己的体验中。注意当你区分你的想象画面时会发生什么。

探索：自主形象化训练

❶ 躺在地面上。放松并闭上眼睛。

❷ 想一想你想要做的活动，或者你想做得更好的活动。想象自己在活动中取得成功。当你在活动中取得成功时，你会有什么感觉？你对自己的感觉是如何改变的？你会收紧哪些肌肉来准备好弹跳动作？

❸ 现在想象自己在同一项活动中失败了。这次你感觉如何？当你在活动中做得不好的时候，你的身体是如何组织起来的？

❹ 站起来。你能再次想象自己获得成功吗？你现在能在自己的成功和失败之间进行想象交替吗？在这两种状态下，你觉得你的身体是如何组织起来的？

　　应用上一次练习中的洞察力。现在，你可以感觉到在每一种状态中组织身体方式的区别，使用练习成功时的身体组织方式。下一次做这个活动时，在练习之前想象自己是成功的。注意在失败的动作中感受身体从何时开始偏离了正确的轨迹。注意当这种情况发生时，再一次想象成功的动作是如何被完成的。

　　你可以用两种方式想象自己在做某事。一个是从你自身内部去想象，另一个是从你自己的外部去想象。假设你在赛跑。在比赛前的几分钟里，你会想象自己是成功的。有些人从内部去想象自己。也就是说，他们看不到自己，但他们可以看到他们旁边的竞争对手，他们的周围环境，以及道路。另一个人可能会看到自己在跑步，就像在看电影一样。他正在从外部观察自己。没有研究确定哪种更好。

　　较为确定的一点是当你想象的时候，牵扯其中的感官越多，就越有效。在这个例子中，跑步者可能会把人群的声音或他们的落地声音结合起来。他们可以结合跑步的动感、肺部的呼吸和空气的气味。本节从形象化山式开始，所以让我们回到山式来进行这个形象化练习。

　　通过区分你想象中的感官和尝试形象化，你可以用不同和有效的方式增强你的动作能力。感官控制要求你过滤外部感官输入，并以巧妙的方式应用内部感官输入。因此，你能够更好地控制你的身体内部，并延伸控制外部领域。

探索：多种感官

❶ 以山式站立。把自己想象成一座山。

❷ 在此次形象化中增加其他感官。山附近有什么声音？气味？移动物？味道？使自己体验所有感官。

❸ 现在让山里面的火山再次爆发。感官是怎么变化的？你怎么能用感官把你拉回到原来的山式呢？

心态或精神状态

　　心态、身体和精神的状态，或态度，是一个与你的身体和心灵之间的相互关系相关的瑜伽概念。心态会影响你的姿势、形态、心情和其他因素。态度是所有瑜伽姿势的基础；事实上，姿势的一个定义就是采取特定的态度或姿态。心态的四大类型是法则（职责）、智慧（知识）、超脱（不依附）和自立（自主或掌握）。你可以选择多种方式做心态练习。

　　你可以做一次体式或活动，看看你所体验到的态度。重要的是，你体验到的是实际的心态，而不是你昨天的态度，或者你期望的感受。你可能会觉得如果你坐下来试着写点东西（就像我们现在写这本书一样），能够感受到知识的态度，但由于你写的内容不同，你可能会感觉到一些不同的东西。你可能会感受到写感谢信的责任态度，或者写如何制作某物的手册时的掌控态度。重要的是，当你在做这个活动时，你要注意你现在的体验。

你可以做一个体式或活动，观察你今天所体验的态度，然后改变态度。形象化可能会有帮助。你可以在你的身体中感觉到有某种态度，你也可以想象它。以这两种方式进行练习。一些人会更好地感觉到态度的动觉，而有些人则会更好地将态度形象化。

在开始体式之前，你也可以想象或感觉到一种态度。当人们练习体式时，他们常常忘记姿势之间的转换，也不知道如何开始和结束体式。在开始体式或序列之前，态度假设可以帮助你在开始、保持和结束体式的整个过程中保持这种态度。下面的练习让你有机会体验到这一点。

探索：心态形象化

❶ 在这次探索中，你将从山式过渡到站立前屈式。在开始这个姿势之前，先停下来注意一下你的态度。

❷ 以山式开始。你的头脑很平静，还是你在想着如何进行站立前屈？

❸ 前屈。你是如何做到的？你的态度在这一过程中改变了吗？

❹ 保持前屈。你有什么感觉？你的态度改变了吗？当你做这个体式时，你允许自己去感知心态的变化吗？还是你已经决定了你要保持的态度？

❺ 再尝试一次。返回到山式并再次做站立前屈式。你感觉到同样的态度了吗？

❻ 保持站立前屈式。通过形象化来尝试四种态度：力量、自由、开放和投降。当你想象并转变成一种不同的态度时，你能感觉到身体组织中发生的微妙变化吗？

❼ 开始将你想要探索的另一种心态形象化。这是如何在两种姿势中改变身体组织的？

❽ 进行山式以及站立前屈式，带着感知态度的目的，而不是叠加态度。

同样，在这个练习中，我们应用了我们的基本概念，即识别、区分和整合。你感觉到最初一种态度出现了，然后你展现和想象了四种不同的态度，进而整合，并允许最终——可能是新的——态度出现。在之前的练习探索中，形象化帮助你找到与每一种态度相对应的身体组织，最后，身体能够整合所有四种态度，选择当时感觉正确的态度。你为什么要想象每一种态度？你的身体从一开始就选择了最合适的态度，这难道不是很清楚吗？只有当你能够以一种让你体验每一种态度的方式来组织你的身体时，这才是真实的。形象化可以帮助你找到不同的、难以触及的身体组织，然后让你体验到你体内的每一种态度。

如果我们回到每一种情绪状态都有相应的身体组织，而每个身体组织都有相应的情绪状态的思路，那么如果你不能以某种方式组织你的身体，你将无法达到那种情绪状态或态度。新的研究似乎也表明，人们保持身体状态的方式会影响他们的感觉和行为。那么，这与你想要进行的活动或运动有什么关系呢？

专注力

如今，专注力的概念被应用于许多研究领域：医疗、商业、教育、减肥等。在这里，我们将专注力应用于改进运动和在整个生命中保持活跃的过程。专注力是一种以非判断意识观察一个人的思想、情绪、行动和体验的能力。

"及时反馈"对于瑜伽疗法的练习是很重要的。专注力需要关注现在，而不是考虑过去或未来。因为你已经进行了本书中的运动探索，你已经在练习专注力的路上了。要进行识别、区分和整合，你需要专注于当下的时刻，观察自己，而不是判断我们的动作、行动和想法为好或坏。因为一旦你做出判断，你就会把这个动作与其他动作比较，而把现在的时刻抛在脑后。保持中立地观察自己。听起来很简单吧，实际上简单……还是不简单？

专注力需要耐心、自学的意愿（自主学习），以及思考的时间和空间。专注力与你做这件事的原因没有关系。你做某事的起因可能会让你牵扯进无尽的关联过去和未来的思索。一旦你开始思考如何改进运动，你可能就会开始思考生物力学或解剖学，而停止了感知你正在做的事情。

专注力不是判断或分析，而是观察方式。不是质疑方式，而只是简单的"我该如何做我所做的？""我是如何在这个世界上对待别人，对待自己的？""我该怎么做这个动作呢？"只是好奇，感知，感觉！洞察会出现的事物，但重要的是你如何做某事。在你知道怎么做之前，你不能改变你正在做的事情。

走向专注力的第一步是识别你在做什么。然后停下来，决定继续做并用心去做，或者区分，然后决定做其他的事情。重要的是，你没有自动做动作。在你停下足够长的时间，根据你所处的环境发展选择之后，你将能专注于每个行为过程。甚至专注力也会返回进行识别、区分和整合。

记得上一章中提到摩西·费登奎斯的话："如果你不知道你在做什么，你就不能做你想做的事。"你怎么知道你在做什么？注意你的行动和动作！在书中的这一观点之前，我们所讨论的一切都是关于专注力和自学的：你是如何做你所做的？到目前为止，每一次探索都在专注力的保护伞下，都锁定在当下观察自己。瑜伽体式是你现在的行动方式，而不是过去或未来。呼吸控制法是关于现在的呼吸。普拉惕哈拉是关于现在和能够关注的感官。它是关于掌握外部和内部的感觉，直到你最终能够达到一个统一和幸福的状态。

在形象化部分，你会意识到现在的态度或者说是心态。专注力就是当下的觉知！当然，停在当下可能是现代生活中最困难的事情之一。有工作要做，有人要照顾，要注意电子邮件，要读书，要学习。停在当下是很有挑战性的。

尝试整合概念并应用于生活中

好消息是，一旦适应了瑜伽疗法和生活方式，你就可以把你在练习中学到的东西应用到日常生活中去。你可以在浴缸里或做饭时平静地思考，选择健康的动作洗碗，抱着一种快乐的态度打网球，更专注于工作，对自己和其他人更有同情心，当然，要用心使用你的技巧。

瑜伽把过去和未来结合在一起，把你带入现在。在目前的时刻，没有理想化的方式。我们真诚认为用心练习瑜伽可以让你在此刻完全意识到，能够接受挑战，并且对这个世界充满好奇，而不会困于其中。

我们在这本书的其余部分介绍的瑜伽练习是瑜伽疗法所能提供的一小部分内容。我们已经缩小了我们的意图，以帮助你应用瑜伽治疗的基本原则来支持积极生活方式。我们所介绍的练习都需要专注力。也就是说，这要求你充分关注当下，并意识到你是如何在没有判断力的情况下做你正在做的事情的。

当你做这些姿势时，你要注意一些细微的变化。当你以不同的方式开始并结束，当你改变态度，当你呼吸，当你收回感官，当你想象的时候。通过结合并改变所有这些因素，把它们融合到练习中，你将给自己带来生活中的选择。你的目标不是消除阻碍你采取更有效行动的习惯。但是因为你有不同的选择，所以当某些习惯效率低下的时候，你可以摆脱这些习惯。通过在你的体式练习中学习专注于某一方面，你会发现你变得更加专注于在瑜伽垫上所做的动作。

瑜伽的专注力概念与流动概念与区域意识相关，并在以后章节中被用作进一步探索不同健身活动的基础。米哈利·特米哈依在 1990 年写了一本书 *Flow: The Psychology of Optimal Experience*。书中"流动（flow）"被定义为一个人完全沉浸在他或她所从事的活动中的一种心理状态。从事活动的人正在享受这一过程，完全被吸引，并且只关注于他 / 她在做的事情。可以在许多活动中感受到流动，有时这个词也用于描述境界。

我们经常听说运动员已处于巅峰状态。这一现象在厨师烹饪、父母与孩子的互动和许多其他活动中也会发生。时间变慢了，一切似乎都是可能的。一个人不能做了错事，然后第二天就消失了。我们越是找寻这个境界，越是很难找到它。在流动中，一切都是有序的和专注的。当专注力、呼吸、运动、态度、关注和意图都一致时，这可以发生在体式训练中。这不仅仅是简单的运动；境界意味着完全集中并沉浸在正在执行的活动中。训练的人正处在当下。

有了专注的训练，我们相信在某些时候你可能会看到流动、境界，或一个完全的专注力状态。你是否这样做，取决于你有多积极地将这本书的原则应用到你的实践和生活中。为了在你的一生中保持活跃性，你需要把这些原则应用到你想要进行的活动中。你越多地在瑜伽以及瑜伽以外的活动中运用从这里学到的东西，你就越能够享受到更长、更健康、更活跃的生活。

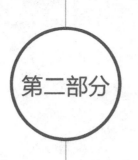

第二部分

训练的基础

5
基本训练和辅具

人们生来具有不同的体态、身材、肤色和性情，有着不同的天赋并用不同的方式与世界互动。这个特性并不是人类独有的。所有生物和它们所居住的生态系统都存在着可变性。下一次，当你来到一个很多人都在闲逛的地方——购物中心、海滩、公园或商业区——花点时间坐下来，看看有多少不同身材和体态的人经过。然后看看他们是怎么走路的。他们走路的动作从哪里开始？他们走起来有多用力或轻松？相对于脊柱他们头部的位置在哪里？他们有惯用腿或惯用脚吗？他们的髋部和骨盆是如何移动的？他们脚的哪一部分先触地？他们两只脚的动作相同吗？

你不必是一个运动专家，就可以在行走的过程中看到人与人之间的相似之处——在大多数情况下，一只脚走在另一只脚前面——然而，每个人走路的细节却有很大的不同。如果你把同样的观察能力转移到网球、游泳或高尔夫球等活动上，你会注意到人们在这些活动中的相似之处和差异。

同样的情况也适用于瑜伽姿势练习。没有两个人会以完全相同的方式体验瑜伽姿势，他们也不应该试图去这样做。关节和肌肉活动的范围取决于骨骼结构、生活习惯、情绪反应、先前的训练、受伤历史以及一个人有意识或无意识的训练意图。

解剖学书籍提供了对身体的深刻洞察，但这常常让我们产生一种错觉，我们认为一个标准的身体是存在的，而实际上书中描绘的人体代表的是一个不存在的平均水平。虽然我们都可能有相同的部分，但这些部分是如何组合的，以及如何一起发挥功能可能会因人而异。这一平均水平对于促进学习是必要的。如果没有平均水平，我们如何开始研究像人体这样复杂多样化的事物呢？这是不可能的。平均水平为我们提供了一个可以开始探索的合成，但为了扩大我们的知识库，创造个人的理解和意识，无论是在医学还是瑜伽领域，我们都需要超越平均水平，进入到个人认知和反应中。

这个想法似乎与你在瑜伽课上所经历的相反，瑜伽课程的重点是我们所谓的外部或自上而下的方法。团体瑜伽课程经常出于必要而采用这种方法，提供一套基于平均水平的指导标准，以便有效地指导课程。优秀的瑜伽老师能够观察和评估一般性指导是否对个人起作用，然后根据他的独特需要提供指导来帮助他适应或改进姿势。这通常是通过精练的语言提示、使用辅具或亲手协助来实现的。当巧妙地完成这种方法时，可以在小组课堂上让不同身体类型的学生理解并使用与他们的个体差异相结合的策略。当教师（或从业者）采用一种认为平均水平不应该被改变或者是训练的最终目标，而不是能够产生无尽的自我探索和自我意识的动态平台时，就会产生平均水平教学的缺陷。

教授个人和教授体式从根本上是不同的。教师可以根据个人的身体和意图调整姿势（教授个人），而不是试图使身体适应姿势（教授姿势）。更进一步地，教师可以利用这些姿势确定一个人的需要，并作为他们训练的指南。调整姿势和对个人目标做出反应的能力是本书所期望的主要学习成果之一。我们希望你成长为一位有能力的从业者，创造出支持你生活中的活动的训练。我们将尽我们最大的努力，在接下来的章节中提供多样化的呼吸和姿势练习，来为自由选择的基础姿势提供明确的指导。我们提供的是你可以从中探索的一个框架。一旦你开始探索，意识和相关的形式表现的可能性是多种多样的。

有些瑜伽风格严格规定了如何在每一种姿势中定位身体。到现在为止，你已经足够了解我们对正确的标准定义不太感兴趣，更为关注的是一个姿势是否适合你。当你开始感觉到回应你的内部反馈循环，并调整瑜伽训练以适应你自己的意图和需求，这一点是非常重要的。

当你使用瑜伽疗法来微调你的身体情感，并对身心复合体做出更多的回应时，你可能会开始遇到各种潜在的、持续的特征。你可能会注意到你无法摆脱压力或紧张，或者你感觉到了身体或情感上的残存伤害，身体和精神中未发现的无意识的停滞状态，开启了新的运动范围，或者发现了你性格中以前未被揭开的方面。瑜伽疗法以新的或被遗忘的方式提供了许多机会来体验和探索你的身体和思想。

当你在一个姿势中遇到"不能再继续前进"的感觉时，你首先要问自己"进一步"对你来说意味着什么。现代的瑜伽倾向于高度重视柔韧性，除非你的训练意图是成为一名柔术演员，否则这既是不实际的也是不必要的。这种预期的偏好有时会导致习练者垂涎或追求"瑜伽体"，而我们的文化往往认为瑜伽身体是瘦的和柔韧的。就像没有理想的体式一样，也没有理想的瑜伽身体——你本身就是完美的身体。我们鼓励你不要垂涎别人的身体。表面上他人的身体看起来更有吸引力，但是你永远不可能真正知道在这个特定身体中的成本效益比是多少。专注于你自己的身体更有益（我们认为，这是相当惊人的），这样你就可以在熟练地练习的同时，意识到自己的优势，并将你的挑战转化为富有同情心的学习机会。

尊重不同

有时候无论你的经验或训练程度如何，你的体式可能达到了终点。也许这不是终点，但有些东西会阻止你在课堂上做一个像照片、老师或其他人的体式。当这种情况发生时，了解其背后的原因是有益的。在瑜伽世界里，感觉到瓶颈常常与肌肉紧张有关，但是，当然，深层次原因可能比表面浮现的更多。

当关节周围的组织因受伤、先前的训练、错误使用、过度使用、使用不足或日常生活中的误用而绷紧时，你可能会感到身体紧绷。虽然感觉可能是主观的，但在体式中肌肉绷紧的体验通常被描述为像橡皮筋一样或感觉受限。虽然人们热衷于通过强制放松或拉伸来消除肌肉紧张感，但这样做可能会适得其反。因为有时候这种紧绷感可能是有作用的。例如，如果你是一名跑步者，强壮的小腿和臀肌会在你跑步的时候推动你前进。因此，虽然你可能需要不时地拉伸它们，以防止它们变得太紧或太弱（紧实的肌肉也可能是脆弱的肌肉），但过度拉伸会导致你在跑步时失去力量。除此之外，强制伸展紧绷的肌肉会导致撕裂或受伤。从解决难题的神经系统的角度来看，放松紧绷的肌肉有时是神经系统想解决问题的一种功能。当你感到安全时，肌肉更容易放松。如果你试图强行打开，神经系统可能会说，"这不安全"，并指引肌肉进入锁定模式。因此，当你的目的是在训练中放松紧绷的肌肉时，"少即是多"的概念通常适用。当你关注时，你容易会进行开启和放松，并对你最初的感觉和反馈系统做出反应。

肌肉紧绷的好处是，身体能立即反馈什么是过度的。如果你注意到你的身体发出的信号，而不是试图改变它们，你就可以熟练地呼吸，放慢速度，退阶，少做一点，让你的神经系统发出"你是安全的"信息。如果你有耐心，并随着时间的推移允许这种放松方式，一些困扰你紧绷的肌肉可能会开始缓解。

关节结构也可以阻止你用一个姿势进行过多训练。关节是运动的关键，它们的结构将允许或禁止身体中的某些运动模式。肌肉和结缔组织如何拉动和塑造关节连接处是很重要的，但如果通过正确的拉伸、纠正性训练或手法治疗来消除这些张力和抑制，那么剩下的就是骨骼及它们的底层结构如何允许或禁止运动。虽然我们大多数人在同一地方都有相同的关节，但关节囊内插入角度或接触位置、空间和长度的细微变化，或接触面的大小和形状，都会造成较大的身体运动变化。

这些考虑的关键是，因为每个人的骨骼都是不同的，没有两个人会有完全相同的体形或相同的练习体验（图 5.1）。无论意图如何，试图这样做都可能会令人沮丧甚至是有害的，这取决于个人的关节结构。当你因为骨骼原因而无法进行某个瑜伽姿势变化时，你通常能感觉到"骨性压迫"，这意味着强制停止，关节拒

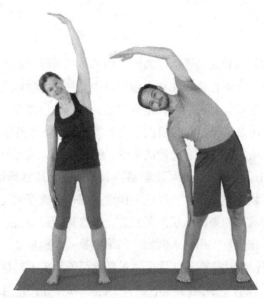

图 5.1 这两位练习者已经练习瑜伽多年，正在做适合他们的基本骨骼结构的站立侧屈动作，视觉差异显著

绝再继续运动。这也意味着，为了进一步运动，其他关节将不得不进行更多运动来代偿。注意骨性压迫。当你遇到困难的停止，或被卡住的感觉时，退阶，寻找你真正的运动范围，然后选择相应的变化。

现在我们已经研究了骨骼的变化及其对瑜伽体式的影响，让我们来考虑与骨骼一起工作，影响体式的身体体验的肌肉和筋膜。虽然你的骨骼结构似乎相对稳定（从分子的角度来看并非如此），但肌肉、肌腱、韧带和筋膜都处于动态稳定状态。随着你的每一个动作，一些组织正在缩短，而另一些部分正在延长——而定期、全面的瑜伽和运动训练的美妙之处在于确保这两种力量之间的平衡。从更广阔的视角来看，在肌肉和筋膜的两种内在能力——力量和灵活性——之间取得平衡对于整体健康和健康生活至关重要。强壮和柔韧性，二者缺一不可。没有力量的柔韧性会使你失去良好的控制能力，并能对你的关节或运动范围施加不可承受的力量，而没有柔韧性的力量则会失去运动时将关节固定在特定的运动模式中的能力。

举个例子，一个肌肉过分发达的举重运动员，也许能抓举或挺举上百千克物体，但是当这些肌肉变得如此巨大和强大时，穿上一件衬衫就变得多么困难！"肌肉过分发达"这个词可以是非常"字面"的。如果肌肉只是在特定的范围或方式下训练，你可以在没有别人帮助的时候把自己专注于这种运动。

相反，仍然坚持陈规，想象一个超级灵活的瑜伽训练者可以把她的脚举到头部后面，双臂环绕，同时进行扭转。这可以拍一个很好的照片，但是当用那些非常开放和灵活的关节来承受重量的时候会发生什么呢？当我们虚构的这位瑜伽人士伸手够架子上一个厚重的盒子时，会发生什么？本来应由肌肉承受的重量，最终由骨骼承受。只有当关节通过肌肉和神经系统的协调和努力在功能上一致时，才能产生健康的承受力。

骨骼的多样性只是一个人的姿势可能需要调整或看起来和感觉与另一个人不同的原因之一。还是存在其他变化和限制的原因。使用以下类别的认知作为框架来评估为什么你可能难以执行某些运动模式或瑜伽姿势。最终，我们希望你会利用这些信息，更明智地参与我们提供的姿势变化。当你能够识别出你的个人挑战并熟练地利用它们时，你就会变得有能力创造出充满活力、多样化、趣味性和独特性的训练。

韧带

有些身体类型或多或少有胶原纤维。这意味着一个人可以倾向于韧带松弛，也可以倾向于韧带紧绷。一个人在哪里以及如何收到与姿势相关的拉伸或加强的不同反馈信息是基于传感系统的传输功能的。那些倾向于韧带松弛，或者说是运动过度的人，需要努力感知他们的身体在空间中的位置，并阻止自己过度动作。他们可能会考虑减少对伸展感觉的关注，并探索后面章节中所概述的姿势变化。倾向于紧绷的韧带或活动较少的人可能会考虑在活动或恢复的时候采用后面章节的姿势。这是一个例子，说明人们如何调整瑜伽治疗训练以适应个人的身体需要。

软组织

身体软组织的一部分与另一部分相碰并能够停止姿势动作是一种奇特的方式，以臀部和小腿肌肉更强壮的人举例，当他们试图回到婴儿式时，臀部触碰小腿肌肉后，停止向后移动，尽管关节中可能有更多的空间，肌肉也可能有更大的自由度。

既往损伤

疤痕组织、粘连和骨性融合会损害肌肉和关节之间的滑面。这类关节活动度受限的个体在进行任何动作之前，首先要对抗自身关节由于粘连所产生的阻力，与普通人相比，他们的动作模式也有所不同。例如，肩部受伤的人很难以线性方式抬起手臂贴到耳朵上，但如果他先把手臂伸到两侧，然后向上举起，他可能就能够执行这个动作。

身体比例

身体的总比例可以限制或允许人们做某些瑜伽姿势。注意你的手臂、躯干或腿的长短，以及当你尝试做某些瑜伽姿势时，它们会或不会结合在一起，这是很有帮助的。如果你身体的比例限制你以某种方式做一个姿势，此时瑜伽砖、伸展带和垫枕这样的辅具可能是非常有用的工具。

恐惧和心理

即使你可能认为自己已经从既往损伤或情绪创伤中痊愈了，但它的印记仍然存在于身体中。例如，你可能会被诊断为椎间盘突出，并记得有一天当你弯下腰去取东西时，你的背部痉挛了。你把折叠前屈式和伤害关联起来，避免创伤性的联想。瑜伽疗法可以是一个揭示这些方面经验的极好的工具，瑜伽疗法通过技巧和同情心发挥作用。

基于探究与好奇创造训练

我们身体的差异美丽独特，使得我们很难在这本书中写出固定的姿势介绍。我们期待提供明确的指导和框架，你可以从中开始安全地探索瑜伽体式，进而进行扩展。由于人的内在差异，培养个体认知的掌握能力是通过时间、探究和理解来实现的。你可以问自己：我是怎么做的？我能换个方式吗？当我采取不同的方式时感觉如何？你的差异可以成为定位你自己的参考点，这样你就可以开始理解某些选择是如何从身体上、精力上、精神上或情绪上影响你的瑜伽姿势的。

通过自我探究，你打开了无止境的体式训练练习和实验的大门。但本书所介绍的自适应和姿态经验受我们必须交流的空间的限制。如果我们写出我们能想象到的每一个姿态变化，这本书会超过一千页——这不会是一个非常友好的用户体验！我们提供的是基本的姿势、运动的经验和变化，因为它们与五种体能训练意图相关：基础适应、灵活性、力量、平衡感和恢复。

训练空间

你可以在任何地方练习瑜伽。当你设计一个在家中的训练时，有一个安静的、整洁的、通风良好的空间是很好的，这可以改变成或指定用于瑜伽练习。如果你住在一个很小的地方，或者发现你的部分空间杂乱而分散注意力，试着用毛巾或床单盖住它们。你将需要足够的空间来放置瑜伽垫，并朝着各个方向伸展手臂。避开角落的尖锐物，搬开当你做平衡式时可能会碰到的贵重物品。清理你练习空间内的墙壁，这样你就可以很容易地探索墙壁变化。可以购买或借用我们将在本节中使用的辅具。这是一项将支持你一辈子训练的小投资。在可能的情况下，出于某些辅具的预算选择，我们将提供家庭替代方案。

如果你还没有瑜伽垫，可以买一个。垫子有不同的厚度（3毫米、6毫米、

12 毫米)、重量和密度。它们由各种材料(合成纤维、橡胶、黄麻、再生材料)制成,形状各异。大多数都是矩形的,但也有圆形。较薄的垫子的好处是它让脚与地板更牢固地接触。这使得练习者在做站立式和平衡式时,能从地面获得反馈。在柔软的地毯上训练使用较薄的垫子也是不错的。较厚的垫子的好处是它们为关节提供了缓冲,当你在坚硬的表面上练习时,可以使用厚垫子。橡胶垫有更好的抓地力,而一些塑料会少一点触觉。有很多选择,所以我们建议你做研究并选择一个在你的预算范围内的垫子,也能够适合你的个人和训练空间的需要。有时,你也可能想要在没有垫子的情况下或在各种表面上进行试验。当你不能依靠垫子的黏性来保持特定的姿势时,或者当你不被限制在垫子空间的范围内训练时,你会用不同的身体方式进行训练。

用辅具开始训练

瑜伽老师和治疗师经常使用辅具为学生创造新的学习成果。专注的练习者使用它们来支持有意义的个人训练,随着他们的需求而发展。生活的不同阶段及其相关的意图往往需要新的训练策略,而拥有支持这些策略的辅具打开了各种新的可能性的大门。在这里,我们将提供一个在大多数工作室和健身房可使用的基本辅具的概述,以及它们的潜在用途。

我们倾向于认为辅具是学习的工具,这意味着我们希望在正确的时间使用正确的辅具来完成正确的工作。该辅具能够起到良好的作用。虽然当你开始将我们在本书中概述的姿势和所有辅具匹配时,这些组合几乎是无限的,但在我们把辅具应用于瑜伽体式探索之前,我们将首先从以下六类入手,量化它们的使用情况。

1. 支持或创造舒适和放松,放松身体和心灵。

2. 当你遇到身体中限制或限制束缚时,做一个你更容易达到的姿势。

3. 当你遇到体能上或情绪上限制或束缚时,做一个你更容易达到的姿势。

4. 创造关节感知并改进姿势排列。

5. 寻求一种特定的肌肉觉醒——激活或放松——这将使一个姿势或多或少具有挑战性。

6. 促进呼吸和能量意识。

基础辅具和使用

在瑜伽疗法中,辅具被用来创造各种有意义的体验,促进个人意识,并允许你熟练地应对不同的身体类型和需求(图 5.2)。这意味着你将需要积极地与辅具接触。我们为探索它们的有趣方法提供建议。但是,是由你给学习过程带来专注

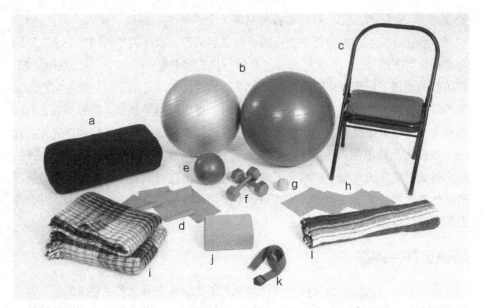

图 5.2 基础辅具：a. 矩形垫枕；b. 中型和大型健身球；c. 瑜伽椅；d. 厚弹力带；e. 小型健身球；f. 小哑铃；g. 网球；h. 薄弹力带；i. 厚瑜伽毯（Z 形折叠）；j. 瑜伽砖；k. 瑜伽带；l. 薄毯（卷起）

感、好奇心和乐趣的。当你探索的时候，请记住，一个辅具的位置——哪怕只是移动一两厘米——可能看起来很微妙，但会对你的体验产生很大的影响。重要的是要有一个开放的心态，并注意你的内部反馈机制，以帮助你发现或完善你的个人探索意图。

墙壁

普通的墙是训练相关身体知觉的极好工具。它可以引导肌肉觉醒，帮助你感知骨骼，提供宝贵的本体感受反馈，建立一个平台来体验动态关节排列，当你感到站立或平衡姿势不稳定时提供支持，还可以用于恢复和放松训练如腿部靠墙（第 6 章）。虽然许多传统瑜伽体式使用开放动力链变体（图 5.3a）来教导人们注意身体的四肢和肌肉活动，但墙允许你创造闭锁动力链姿势的变化（图 5.3b），它可以唤醒核心，让你更好地感知关节的位置。不要仅仅因为你在使用墙壁而认为这样的姿势会变得更容易。正确的假设是，墙可以用来使姿势更容易接近或在身体和头脑中创造更多放松感，但是它也可以用于创造有趣和动态挑战。

椅子

瑜伽体式可以改进为坐式，适用于那些从坐到站或从地板到直立有困难的人。

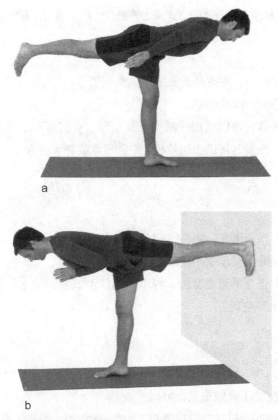

图 5.3 战士三式：a. 在变化中，后脚与墙壁（开放动力链）分开，双手在身体两侧（开链）打开；b. 在变化中，后脚贴着墙壁（闭锁动力链），双手在身体前面（闭链）合上

这种被称为"椅子瑜伽"的方法，帮助了一大部分可能无法进行瑜伽姿势的人做瑜伽。椅子也可以作为平衡工具，并提供椅子－瑜伽领域以外的各种姿势支持。

靠垫

类型：不同高度和密度的圆月形或半月形。

家居替代：枕头或沙发垫。

典型用途：垫子增加目标区域的高度，改变重力效应，改变骨盆与姿势其他方面的关系。

垫枕

类型：不同高度、长度和密度的圆柱形或矩形。

家居替代：沙发垫或折叠式毯子。

典型用途： 垫枕用支持身体的方式来促进放松，练习者可以调整体式以适应身体。

瑜伽砖

类型： 橡胶或软木，厚或薄，长方形或椭圆形。

家居替代： 厚的、沉重的书。

典型用途： 瑜伽砖可以增加或减少可及范围。它们还可以为稳定姿势的肌肉活动提供反馈，在恢复时帮助肌肉放松，帮助平衡姿势和创造不对称的姿势变化，并创造姿势意识。

瑜伽带

类型： 扣、夹或金属环；单带；环带；各种长度。

家居替代： 领带、围巾或浴袍腰带。

典型用途： 皮带延展可及范围，寻求肌肉活动或意识，支持和引导运动，限制运动，并创造关节空间。

瑜伽毯

类型： 薄或厚；棉花、竹子、羊毛或由回收材料制成（见图5.4）。

典型用途： 放置在瑜伽垫上，可以保护关节不受地面的压迫。折叠成圆形或长方形，当没有靠垫、垫枕或靠垫、垫枕不合适、不能完全满足需要时，它们能够辅助姿势的完成。它们可以被用作创造运动体验的滑块机制，并在休息式体温下降时提供温暖。

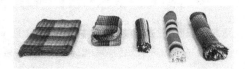

图5.4 从左到右依次为基础矩形、Z形、基础卷起、画笔形（薄毛毯）和画笔形（厚毛毯）。

折叠毯基础知识

基础矩形： 把毛毯的一个边缘端折叠到另一个边缘端。再次折叠成矩形。

Z形： 将一个基本的矩形折叠成Z字形，并有三个等边的折痕。当使用厚毯子时，这可以作为矩形垫枕。

基础卷起： 把毛毯的边缘端折成两次，形成成一个大矩形。从边缘端开始卷，把毯子卷成一个紧的圆筒。

画笔形： 从折叠的矩形开始，将毛毯沿着垂直于边缘的一侧滚动，这样，毛毯就会都在紧滚的一端。当使用厚厚的毛毯时，这可以作为圆形的支撑物。

弹力带

类型：低、中、高阻力。有的有手柄，有的没有。这本书中的姿势变化不需要手柄。

家居替代：无。

典型用途：使用弹力带进行有针对性的力量训练，在姿势中引入新的力量训练选择，并在没有皮带的情况下延展可及范围。

健身球

类型：小，中或大型；加重或不加重。

家居替代：无。

典型用途：健身球创造了一个不稳定的平台，从中探索动态的核心觉知。小球被用来创造有针对性的力量训练，类似于"瑜伽砖"的功能。在某些情况下，一个球可以自身或与墙一起提供一个更软、响应能力更高的支持机制。较大的运动球可以用于举着或举过头顶轻量级辅具。

重量

类型：小并轻（0.5~2.5千克）。

家居替代：汤罐。

典型用途：重物提供额外的有针对性的力量训练选择，以达到最佳运动性能。没有理由用瑜伽代替力量训练，但在某些情况下，两者可以进行整合，因为它们是相辅相成的训练。

还有一点要注意的是：虽然我们很喜欢使用辅具，但是如果没有它们的帮助，我们也可以做一些个人训练。如果你正在旅行或使用设备有限，可能有必要放弃辅具。我们鼓励你探索使用辅具的姿势变化，以及那些不使用辅具的。

综合训练：山式的识别、区分与整合

当你进入下一章时，瑜伽体式的指导必然会变得更加具体。因为你很可能被激励在集体课堂上训练，或者自己训练，或两者结合，所以你可能会发现，一开始你很难确定你的运动倾向和习惯是什么。这部分是因为你正在处理你所收到的指令，而指令将影响你在动作中的行动和经验。如果你是初学者，先花点时间处理基本指令。一旦你熟悉了基本指令，你就可以开始识别你是如何解释这个特定的指令的，你会意识到在你训练的过程中出现的模式和主题。

例如，你可能会注意到，你倾向于在你的姿势练习中从同一个地方开始运动，在其他地方感觉受到限制，或者避免某些姿势。这需要时间，但这种不确定性为意识和选择提供了生长的温床。在某一时刻，你将能够从解释指令转向使用姿势来更多地了解你是谁以及你是如何运动的。初学者和有经验的学生都从这个角度来体验优势和挑战。经验更加丰富的瑜伽练习者通常已经内化了一套关于姿势的指令或模式。这意味着他们熟悉这个姿势，并且他们会以特定方式来进行，所以识别阶段对他们来说可能更容易。

对于有经验的从业者来说，区分阶段可能更具挑战性，这取决于他们的个性和思维灵活性，以及他们多年来对训练的观念。初学者在识别过程中可能会遇到更多的困难，而在区分方面则会更容易，因为他们对姿势的习惯、观念或期望较少，因此更容易接受和顺从。当然，这些只是一般情况，你在训练中探索选择的经历可能会有所不同。

当你阅读了这本书中更多关注姿势的章节时，我们鼓励你继续更好地理解自己。探究是瑜伽疗法训练中的核心。无论你处于哪一步，我们都为你完成的探究过程提供了一个你可以探索的安全框架。训练的时候要有耐心，对自己要仁慈。你需要一段时间才能从有意识地训练发展为无意识地自动完成动作。给自己时间、空间、注意力和休息，你需要培养这一技能。当你接受更多关于姿势的基础知识和变化的指导时，花点时间了解一下你是如何做我们要求你做的事情的。

下一个探索将带领你再一次经历识别、区分和整合的过程，因为它涉及山式，增加了各种有针对性的肌肉活动和辅具的体验。我们将开始通过这个广阔的平台专注于更具体和更详细的姿势指导。

探索：山式

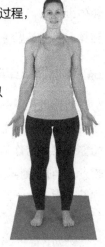

这个练习的目的是强调你如何将识别、区分和整合应用到山式的过程，无论是否使用辅具。

识别阶段 1

站立，闭上双眼。注意关于该姿势你能从内到外感觉到什么，以下是需要注意的部分。

- 脚部。你双脚的哪部分更多或更少地接触了地面？
- 重心。你是如何找到平衡的？
- 肌肉力量。你用什么肌肉来支撑自己？
- 张力。你身体哪部分感觉到紧张或僵硬？
- 放松。你身体哪部分感觉到柔软和放松？

● 情绪状态。你是快乐，悲伤，沮丧，自信，困惑，羞愧，不知所措，还是有某种程度上的兴奋？你感觉到了什么情绪？这些情绪如何反映在你的站立体验中？

● 精神品质。你的思绪是繁乱还是平静？激动还是昏昏欲睡？敏捷还是迟钝？你有多少想法，想法来得很快还是很慢？你的精神品质如何反映在你的站立上？

● 呼吸。当你站着的时候你是如何呼吸的？你的呼吸是如何与你注意到的其他领域相关联的？

识别阶段 2

现在练习山式。这和"只是站着"有什么区别？注意你在上一次训练中所做的同样的事情。当你将以前的动作（只是站着）命名为山式，动作是如何改变的？

既然你已经识别出了"只是站着"和"山式"之间的区别，那么就继续来区分山式的训练意图和身体感受。

用山式体位的区别

站姿选择： 试着双脚分开与髋同宽站立。什么改变了？现在试着双脚并拢站立。发生了什么变化？现在，试着双脚比肩略宽站立。有什么变化？

脚部选择： 用脚趾球承受身体重量。现在试试用脚跟承受体重。再试试用脚的外边缘。然后尝试抬起足弓。在脚的底部想象一个三角形——底边是指第一和第五趾下方，点在脚跟的中心，并压在三角形的点上。夹紧脚趾，放松脚趾，张开脚趾。在进行每个脚部选择时，你会有什么变化？注意脚部、膝盖和臀部之间的关系。

髋关节活动选择： 双脚分开，与髋同宽，并将双脚的三角形牢固地贴在地面上。通过试图拉近双脚但双脚保持不动，来激活腿部，就好像你要把垫子拉在一起一样。垫子和脚实际上不动，但是你通过拉近双腿的动作来激活肌肉。现在，通过试图拉开双脚而实际双脚并未发生移动来激活腿部，就好像你要撕开你的垫子一样。现在通过试着像鸭子一样扭脚，而实际并未发生移动来激活腿，就像你要把腿向外螺旋一样。现在试着把你的脚靠向中间，而实际不动，就好像你要把腿向内旋一样。试着把小腿向前拉，大腿向后拉而实际不动。现在再试着把大腿向后拉，小腿向前拉而实际不动。在不同的肌肉活动中你有什么变化？注意臀部、膝盖和脚之间关系的变化。

肩部和手臂的选择： 把你的肩膀向后向下拉。现在让你的肩胛骨展开。将手臂以放松的姿势放在两侧，手掌面向腿的两侧。想象一下，你正在把你的手指伸向地球。把手掌压在腿上。现在把你的手掌往前转。手心向前，尝试同样的选择，把手指先向下伸向地面，然后小拇指贴在腿部。把这些活动结合起来进行，看看你感兴趣的是什么。注意手臂、肩膀、脊柱和中心之间的关系。

山式使用辅具的区别

墙壁： 把你的臀部贴在墙上，把脚放在髋部下方。把你的后脑勺轻轻地压在墙上（a）。有什么变化？你身体的其他部分是如何组织与这种反馈不同的？现在尝试不同的肩部姿势，手臂在身体两侧，然后将手臂压在墙上（手掌远离墙壁，手掌贴向墙壁，手掌相对）（b）。每个肩部的位置和将手臂压在墙上的反馈会发生什么变化？现在做同样的试验，手臂伸向耳朵。

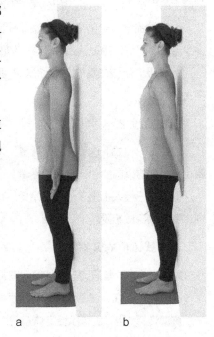

a　　　　b

瑜伽砖： 在大腿之间放置一块瑜伽砖，轻轻地挤压它（c）。新的反馈如何改变你的肌肉意识？它如何改变脚、膝盖和骨盆之间的关系？现在将两块瑜伽砖平放（面积最大的面朝下），站在上面。高度、触感和地面反馈的变化会如何改变你进行山式时的本体感觉？现在，把瑜伽砖平放（面积最大的面朝下）在你的头顶上。你能把它放在那里吗？还是你必须以不同的方式组织自己，才能平衡头顶上的瑜伽砖？

c

瑜伽带：双脚分开，与臀部同宽，在大腿上部绕一根瑜伽带。可以紧身地系着，但不要太紧而弄疼你的身体（d）。将瑜伽带压入大腿的外边缘。新的反馈如何改变你的肌肉意识？它如何改变脚、膝盖和骨盆之间的关系？在肩胛骨下的中背部用瑜伽带包裹起来，制成夹克。把瑜伽带拉在前面，两边留等长。把瑜伽带的前

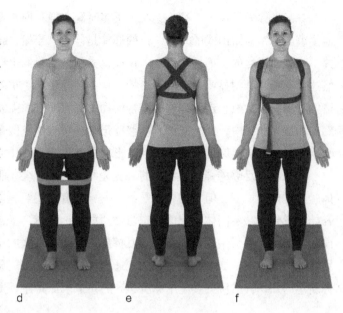

d   e   f

部长度放在肩膀上，然后在你身后交叉，在背上产生一个X形（e）。伸手把带子拉回前面，随着你找到了没有限制的平衡的支持，给予它们一个温和的拉力。当你找到了合适的紧度时（同样，它可以是紧身的，但不要太紧弄疼你的身体）扣、绕或绑在你身体前面的胸骨底部下方（f）。这种反馈如何改变你对这个姿势的体验？

整合

回到山式，不用任何辅具。回想一下你在做山式时从辅具那里得到的反馈。注意，引入新的肌肉意识和反馈对你的影响。重新审视训练识别阶段的观察点：

- 脚部。你双脚的哪部分更多或更少地接触了地面？
- 重心。你是如何找到平衡的？
- 肌肉力量。你用什么肌肉来支撑自己？
- 张力。你身体哪部分感觉到紧张或僵硬？
- 放松。你身体哪部分感觉到柔软和放松？
- 情绪状态。你的情绪是如何反映在你的站立姿势的体验中？
- 精神品质。你的精神品质如何反映在你的站立姿势上？
- 呼吸。当你站着的时候你是如何呼吸的？你的呼吸是如何与你注意到的其他领域相关联的？

你从使用身体和辅具的改进中获得了什么新的意识来帮助你更有兴趣、更完整或更轻松地站立？觉知如何转化到你所热爱的日常生活和活动中？

　　看起来你只是在一个姿势上花了很多时间，但我们希望这个训练能让你更好地了解当你站立做山式的时候，你的选择是什么。当然，我们在这里提出的区别并不是全面详尽的。如果有机会，仅仅是关于山式我们也许可以写一整本书！虽然这并不总是最明显或最耀眼的事情，重要的是要随时重新审视基础知识。你在诸如呼吸、坐、站、走和睡觉等日常活动中的习惯是增强意识的温床，可以深入到你的运动训练中，反之亦然。能够标记和理解这些东西是在当有帮助或需要的时候被赋予能力，展现新的选择，并影响积极的变化的开始。

　　如果没有足够的强调，我们将在这里再说一遍：这本书包含了许多关于体位体验的考虑和说明，但它肯定不是终点——所有这些经验。过了一段时间，你会开始注意到你在不同体式上的特定习惯。如果你注意到了，你也会注意到这些相同的习惯在你生活中的其他活动中发挥出来。我们最大的希望是，我们鼓励你识别你的运动习惯是如何显露出来的，通过探究和变化来区分你的运动模式，整合你所学的知识，然后继续应用你所学到的知识来提高你对生活活动的体验。

6

呼吸和放松

正如第 4 章所提到的，呼吸对于我们是极为重要的。它关系到我们生活中的所有活动。我们的工作、思考、睡眠、锻炼或与他人互动的能力在某种程度上都取决于我们的呼吸。有人可能会说，呼吸是我们生活的核心模式，它驱动着所有其他模式。呼吸是我们无意识做的事情之一，我们经常在出现问题的时候才去思考它。

这种意识的缺乏会导致呼吸模式出现问题，虽然关于这些模式，最好的情况是无益的，但最糟糕的情况是导致功能失调，给我们的生活带来问题。也许你被困在一种会引起焦虑的呼吸模式中。也许你的呼吸模式不允许你适应不同的环境，与上瘾的行为有关，或者让你感到精疲力竭。也许你的呼吸模式会削弱而不是增强你对最喜欢的活动的体验。这些只是你可能选择有意识地与呼吸接触的原因之一。因为呼吸可以是自愿的，也可以是自动的，呼吸是你生理体验的一个方面，你可以把它带入你的有意识觉知中。

呼吸和瑜伽

呼吸也是瑜伽训练疗法的核心。你可能还记得我们之前提到过瑜伽中的"呼吸控制"或"呼吸掌握"。虽然想控制呼吸可能很有吸引力，但从瑜伽疗法的另一种角度来看，这是在试图消除你和自由、适应性呼吸之间的障碍。要放松呼吸，你首先需要确定你当前的呼吸模式。希望你已经通过第 4 章中的呼吸探索开始了这个过程。如果你还没有进行过呼吸探索，现在也许是重新开始这种探索的好时机。

下一步是在日常生活中更好地认识到你的呼吸模式。花时间观察你的呼吸。当你放松，在工作中，和你的家人在一起，压力很大，靠近你所爱的人，靠近你不喜欢的人的时候，观察你的呼吸。在所有这些互动中，你能够观察到你的呼吸吗？你注意到了当你从一个环境到另一个环境时呼吸的变化吗？你的呼吸是在你感到压力之前改变了，还是你感到了压力后才发生变化？这些和许多其他的观察给你带来了进入新模式的机会。

如果你有不同的呼吸模式来适应不同的情况，那不是很好吗？想象一下，当你在工作，和你的家人在一起，有压力，在锻炼，在玩耍，或者和你不喜欢的人在一起的时候调整呼吸。你可能会想，"是的，我想改变！我如何做到不仅仅是注意到我的呼吸模式？"答案是利用这种觉知来创造变化本身。

一旦你意识到你的呼吸模式，你可以开始与你的呼吸进行游戏。注意这个词——游戏。在瑜伽和其他有关呼吸方法的工作中，注意力往往集中在控制上。例如，我们被告知要呼吸多少秒，屏息多久，呼气多久等，或者做这个的时候吸气，做那个的时候呼气。所有这些指导都是用意良好的，但有时它们会引起不必要的担忧和紧张，特别对于那些信息超载的人。当你试图控制你的呼吸时，你可能会把压力过大、功能失调或无效的模式叠加到已经存在的模式上。相反，我们应在多种组合里解构和进行呼吸模式的游戏。

游戏也意味着多样化的选择。自由选择对神经系统是一种快乐的活动。如果你要应对不同的生活环境和经历，这种变化也需要呼吸。相信在游戏结束后，神经系统将开始选择对特定环境最有效的模式。你越能适应不同的瑜伽姿势体验，你就越能在各种生活和运动环境中发挥优势。毕竟，当你的领导对你大喊大叫时，你应用在拥抱你的爱人时的呼吸方式，或在打网球时和跑步时的呼吸方式，可能是没有好处的。不同的呼吸模式给神经系统提供了选择，这样你就可以有效地对眼前的情况做出反应。通过进行多样性的游戏，你集合了与你的生活活动和经验有关的新的呼吸的可能性。

下一节会给你提供呼吸－游戏练习。记住，游戏意味着你不会一而再再而三地做同样的事情。如果你复制一个没有变化的体验，你的神经系统就不喜欢太多的重复并且不会适应。游戏也意味着一种放松的觉知意识。看看你是否可以在不造成身体扭伤或紧张的情况下探索这些运动。使用以下选择作为起点，随着它们变得更容易进行，进而尝试新的呼吸变化。

如果你对当前的模式有了一个基本的理解，那么你就会更有意义地探索接下来的呼吸差异。这将允许你进行比较，看出什么正在改变。它也将让你更好地理解如何将新的呼吸选择纳入你最喜欢的生活活动中。

一旦你确定了你的基线，你就可以在探索训练中使用这种觉知。下面的呼吸意图可以在仰卧、俯卧、跪下、坐或站立的位置进行探索。每一次位置变动都将提供新的认识和适应潜力。

探索：基础呼吸

❶ 观察你自然的呼吸节奏，不要试图改变它。呼吸的位置是什么？在你的身体里你感觉到了什么？前面还是后面？在旁边？低一点？很高？

❷ 呼吸的质量是什么？快还是慢？深还是浅？完整还是不完整？

❸ 伴随着呼吸有情绪或感觉吗？

❹ 呼吸的时候你是否有一个视觉印象或图像？

❺ 呼吸的节奏是什么？吸气与呼气的长度是多少？两者之间停顿的时间？

 探索：口鼻呼吸

随着减缓吸气和呼气的速度，探索以下选择来看看你是否能确定你的习惯是什么。注意这些选择如何影响你的身体健康、情绪状态、能量水平、精神品质和精神上的自我意识。

❶ 用鼻子吸气，用嘴呼气。

❷ 用嘴吸气，用鼻子呼气。

❸ 用鼻子吸气，用鼻子呼气。

❹ 用嘴吸气，用嘴呼气。

 探索：吸气和呼气

❶ 试着吸气比呼气的时间更长。计数练习。

❷ 试着呼气比吸气的时间更长。计数练习。

❸ 试着用相同的时间吸气与呼气。

❹ 注意吸入时的饱满感。尽量做到这一点，而不造成身体上的压力或紧张。带着充分吸气的目的，并呼气。

❺ 将意识专注于呼气时排空肺部的感觉。带着完全呼气的目的（你可能会感到惊讶的是，有这么多的呼出量），并允许吸气。

❻ 给吸气和呼气带来放松的饱满感和完整感。允许意识到吸气和呼气之间的停顿。

探索：呼吸位置

❶ 吸气时尽量让呼吸使身体的前部充气，呼气时让身体的前部放气。

❷ 吸气时尽量让呼吸使身体的后部充气，呼气时让身体的后部放气。

❸ 吸气时尽量让呼吸侧向进入身体，呼气时从身体两侧放气。

❹ 尝试在你的颅骨感觉到吸气时的细微扩张和呼气时的细微收缩。

❺ 保持吸气和呼气的放松感，看看你是否能在每次吸气时感觉到骨盆轻轻张开，以及在呼气时感觉到骨盆轻微内收。

❻ 使呼吸进入腹部和下背部，允许它们在吸气时充气，呼气时放气。

❼ 看看你是否能吸气到胸腔中，允许它在吸气时向前部、背部和侧面扩张，在呼气时放气。

❽ 尝试三维呼吸，允许在吸气时身体的前部、背部和侧面充气，并在与呼气相同的区域放气。

 探索：三部分呼吸

以下是瑜伽三部分呼吸的三种变化。当你探索的时候，有意识、缓慢、逐渐地吸气，以及缓慢而温和地呼气。

第一部分：从上到下以及从下到上

❶ 试着用平稳的吸气将以下区域从下到上连接起来：腹部、胸腔和上胸部。按以下顺序缓慢平稳地呼气：上胸部、胸腔和腹部。

❷ 试着用平稳的吸气将以下区域从上到下连接起来：上胸部、胸腔和腹部。按以下顺序缓慢平稳地呼气：腹部、胸腔和上胸部。

第二部分：三部分呼吸和屏息

❶ 使用你认为最有趣的三部分呼吸（步骤 1 或步骤 2）方式，允许吸气和呼气之间停顿 3 到 5 秒。

❷ 使用你认为最有趣的三部分呼吸的方式，在吸气后屏住呼吸。你可以决定你想要屏住呼吸的时间长度。注意屏住呼吸所引起的感觉和反应。用你的能力对你的反应、精神状态、身体放松保持敏感，并将其作为合适的屏息时长的标志。

❸ 使用你觉得最有趣的三部分呼吸的方式，在呼气后屏住呼吸。你可以决定你想要屏住呼吸的时间长度。注意屏住呼吸所引起的感觉和反应。用你的能力对你的反应、精神状态、身体放松保持敏感，并将其作为合适的屏息时长的标志。

第三部分：三部分呼吸交替鼻孔

使用你认为最有趣的三部分呼吸的方式，试着从右鼻孔吸气并从左鼻孔呼气，用拇指轻轻地按住每个鼻孔。一旦你把握了这种感觉，尝试通过呼吸从左鼻孔吸气并从右鼻孔呼气来扭转这种模式。

将呼吸意识融入日常生活中

当你对呼吸越来越熟悉和在意时，你可以用它作为指标，一种自我检查的方式，看看你做得如何。这是一种在自然状态下变得更专注于呼吸的方式，而不把正确或错误的模式或想法强加在它身上。注意，间歇观察简单的动作会改变你的呼吸体验。尽可能频繁地观察以了解你在不同的生活环境中是如何呼吸的。看看你是否能培养一种好奇心以及自我同情的态度。寻找呼吸模式，看看它们如何反映你的生活经历。以下是你可以进行观察的时间。

- 在醒来时。
- 开车往返于上下班途中时。
- 在日常琐事中。
- 饭前、饭中和饭后。
- 在愉快的情况下（例如，工作中的交易，从朋友那里听到好消息，在收音机里听到一首最喜欢的歌曲）。
- 在具有挑战性的情况下（例如，在交通堵塞时，在与家庭成员的冲突中，洗碗机坏了时）。
- 在运动训练之前、之中和之后。
- 准备睡觉时。

瑜伽体式呼吸

在古代和现代瑜伽传统中，关于什么是"正确"或"瑜伽"呼吸，存在着各种各样的观点。这造成了在瑜伽体式中应该何时、何地、为什么，以及你应该如何呼吸或不应该如何呼吸的信息相互矛盾。我们有相关的理论，但我们将集中讨论多年来我们一直在教导的东西：就像在生活中没有一种正确的呼吸方式一样（我们希望到目前为止的探索已经使你清楚了这一点），在瑜伽体式中也没有正确的呼吸方式。

只有在这个人体验他与所有身体、情感、精力、精神和精神现实的呼吸关系的那一刻，才有正确的呼吸方式。是的，有些呼吸方式可能会更好地支持一种特定的运动模式——例如，吸气到后弯式或者呼气到前屈式——但从神经系统的角度看，找出运动谜题，将不同的呼吸模式搭配你的瑜伽姿势同样重要。做一个瑜伽姿势时呼气与吸气一样有趣和有价值。一旦你花了时间来确定你现有的呼吸习惯，并熟悉了这些区别，你就可以自己决定如何以及何时采用不同的呼吸策略可能是对你的瑜伽姿势练习有用的。当然，呼吸认知带来的选择自由将融入你生活中的其他活动。

探索: 婴儿式的呼吸目的

❶ 进行你喜欢的婴儿式 1~2 分钟（a）。观察你在自然状态下的呼吸，而不改变它，或在上面叠加一个特定的模式或意图。你在这里呼吸的倾向是什么？你在哪里感觉到呼吸多或少？你的呼吸在哪里感觉受限或自由？你的呼吸如何反映你的情绪状态？你的呼吸如何反映你当前的精神状态？把你注意到的东西记下来。

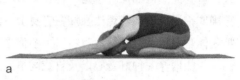

a

● 在做你喜欢的婴儿式时，尝试以下呼吸策略。看看它们如何在此动作中影响你的身体、情感或心理体验。

● 带着填满整个背部的目的去呼吸。吸气时向上提升背部，呼气时降低背部。

● 带着填满身体两侧的目的去呼吸。吸气时，允许呼吸将身体两侧从脊柱向外扩张，呼气时向脊柱收缩。

● 带着腹部和腰部周围的区域充气的目的去呼吸，吸气时充气，呼气时放气。

● 带着填满整个身体的目的去呼吸——前部、背部和侧面。试着从上到下吸气，并从下到上呼气。

● 带着填满整个身体的目的去呼吸——前部、背部和侧面。试着从下到上吸气，并从上到下呼气。

现在尝试用呼吸探索来进行改进婴儿式。

❷ 双膝并拢，摆成圆形婴儿式，双臂放在双腿旁边（b）: 带着填满整个背部的目的去呼吸。吸气时提升身体背部，呼气时降低背部。

❸ 侧弯婴儿式（c）: 带着填满身体两侧的目的去呼吸。吸气时，允许呼吸将身体两侧从脊柱向外扩张，呼气时向脊柱收缩。

❹ 分开双膝婴儿式，双臂伸过双耳并放松: 带着腹部和腰部周围的区域充气的目的去呼吸，吸气时充气，呼气时放气。

❺ 主动伸展婴儿式（d）: 吸气时将胸腔向前、向后和侧面扩张，呼气时将其拉回脊柱。

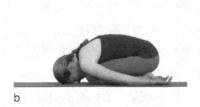

b

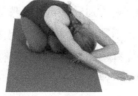

c

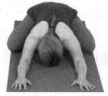

d

你有没有注意到，当你改变呼吸的意图时，你对其他方面（身体、情感、精力、精神和心灵）的体验也发生了变化？你呼吸的时候变换姿势会如何？我们鼓励你在接下来的章节中探索瑜伽体式的变化，与你不断拓宽的呼吸知识相结合，这样你就可以观察、适应并对你的呼吸做出反应，而不是不断重复相同的模式，试图控制你的呼吸，或者"正确"地呼吸。相反，想想呼吸的选择，注意它们如何影响你对给定姿势的体验。在静止和运动的时刻，用同情、怀疑、自由和接受的感觉来探究你的呼吸。相信你身体的智慧及其自愈能力。无论何时你完成探索，回到你开始时的呼吸观察中，注意你所学的知识。

因为你可以通过多种方式呼吸，所以将呼吸与运动和瑜伽姿势结合在一起，在你的训练中创造了从明显到微妙体验的无限潜力。当你进入你的个人瑜伽治疗训练时，我们鼓励你探索你的呼吸的可能性，以便你能够有意识地为你的生活中的所有活动选择有意义的、有帮助的呼吸体验。

放松和冥想

在你的探索中，你可能已经注意到，某些呼吸模式或多或少地有助于引导身体走向放松或一种清晰的精神状态。当你探索呼吸和放松之间的联系时，重要的是要认识到呼吸模式是否能帮助你放松取决于环境。例如，如果你处于一种完全放松的状态，只需观察你呼吸的自然节奏，尝试做深呼吸可能会使你进入警觉状态。相反，如果你一直在做大量的体育活动，或者感到焦虑，一个缓慢的、深长的呼吸可以帮助你放松，降低你的心率，或者更好地控制你的情绪。也就是说，探索较慢、较深的呼吸往往是通向探索放松和冥想训练的大门。

对于局外人来说，放松和冥想的训练可能看起来相当简单。似乎每个人不是静静地坐着（冥想）就是在小憩（放松）。然而，任何尝试过这两种方法的人都可以告诉你，它比表面看起来复杂得多。许多人还会告诉你，他们发现这两种训练都是解决身体、心智和精神问题的良药，因为他们生活在一个过度刺激、节奏快、多任务的世界。如果你想进一步整合你从瑜伽疗法探索中学到的多层面的东西，这两者都是支持你这个意图的重要工具。

放松和冥想有什么区别？区分两者的最简单的方法是放松更多地集中在身体上，而冥想倾向集中在思想上。把呼吸、放松和冥想看作一个连续的训练是很有帮助的。深呼吸是开始放松的过程，而放松又促进了心灵平静的过程。让心灵平静下来，就会产生富有同情心的自我意识，并有能力见证和观察你的想法和感受，而不必对它们作出判断或采取行动。

这会引导进入一种平静的状态，清空思想和感情。随后的静默形成了冥想的状态。

这种连续的训练导致了一种矛盾的状态，即警惕意识和完全放松，在这种状态下，你可以从思考和行为转变为感知和存在。在这里，你在身体、情感、思想和精神方面的问题有机会得到缓解。压力减轻，免疫系统增强，血压降低，血流量增加，肌肉紧张减轻，注意力集中和情绪改善，疲劳减轻。当你停下来想一想的时候，想想这些训练相对于它们所带来的诸多好处而言，它们所需的体能付出是多么的少，真是太令人惊讶了。

正如没有一种正确的方式来做瑜伽姿势一样，也没有一种正确的冥想方式。冥想的技巧通常分为六大类：呼吸、形象化、颂歌、祈祷、专注力和冥想探究。在接下来的探索中，我们将专注于呼吸冥想，但如果你想确定哪种冥想方式对你最合适，我们强烈建议你阅读由罗伯特·布特拉博士撰写的 *Meditation for Your Life：Creating a Plan That Suits Your Style*。

放松的方法也有所不同。在接下来的探索中，我们使用呼吸、形象化和专注力相结合的方法来帮助你进行放松训练。其他技巧包括身体扫描（集中于身体的不同部位）、渐进式肌肉放松（有意收缩和放松肌肉）、自生（自我催眠的一种形式）、肯定（在内心重复积极思考）、声音放松（听录制音乐、颂钵或其他舒缓的声音），并引导想象。所有这些方法都值得探索，以便发现一种有效的、适合你的性格和需求的放松风格。

如果你对放松或冥想还不熟悉，那一开始可能会觉得很有挑战性。但是许多新的练习者很快就能从中受益。由于不断地进行这些训练，学生们往往会在自己身上经历深刻而直接的变化。如果这是你第一次尝试，请记住，这是一个过程，有些人会掌握得更快，更容易。如果你的性格总是倾向于一直火力全开，那可能需要一段时间来培养有意识放松的技能，或者找到一种对你有用的冥想技巧。一点一点开始，给予训练时间和空间，让你有组织地展开训练。

记住，你可以单独进行放松和冥想训练，也可以作为全面瑜伽疗法的一部分。许多人发现，在尝试放松或冥想之前做某种瑜伽、体式或运动训练时能够放慢速度。在不同的时间尝试训练，看看什么时候你更能接受它。如果你发现自己无法真正放松或冥想，记住，简单地躺下，专注于心跳或自然的呼吸节奏，会让你放慢脚步，较迟缓地观察身体、头脑和精神的不同方面。和往常一样，在探索的时候要有耐心。

小贴士：用眼罩或小的卷筒毛巾遮住眼睛，在放松时减少不必要的刺激。

仰卧：进入完全仰卧的位置。为舒适需要，在膝盖下面放一条小毯子或一个枕头，在脖子下面放上卷起的毯子。专注于一种自然的、缓慢的、放松节奏的腹式呼吸。双手手掌向上，放在身体两侧的地板上，或手掌向下，放在身体上（如图所示）。

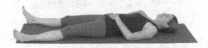

腹部向下：在俯卧的姿势下，把手臂弯曲置于垫子的顶部，前额放在堆叠的双手上。保持臀部及双脚与垫子接触，或者伸出垫子的外部边缘。

侧卧：侧卧。屈曲上腿膝盖，把小腿支撑在垫子或毯子上。如果需要的话，在头部下面垫上毛毯卷、瑜伽砖或枕头。

腿放在瑜伽砖和长枕上：在垫子的一端放置三块瑜伽砖（面积适中的面朝下）。把长枕放在砖的顶部。仰卧，将小腿放在支撑物上并放松腿部。

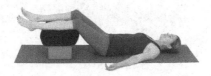

腿放在椅子上：将折叠的毯子覆盖在椅子上。躺在地板上，把小腿放在椅子上。如果你在家训练，也可以使用沙发练习。

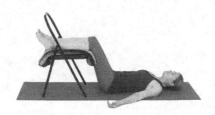

腿放在球上：仰卧，屈曲两侧膝盖，把小腿放置在一个中等或大型的健身球上。将球拉向臀部，使大腿的后部也能被球支撑。

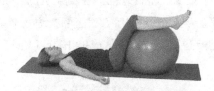

腿放在墙上：从右臀贴墙的坐姿开始。膝盖屈曲，脚在地板上。把手放在身后的地板上，摆动双腿和双脚，将其置于墙上，移动臀部尽可能靠近墙壁。翻转前臂，掌心向上，双臂置于身体两侧，脊柱贴靠地面。

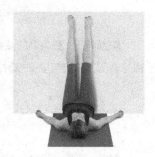

腿放在墙上系带：绕着大腿或小腿的外缘系一条带子。带子应足够窄和牢固，使腿能够得到支撑和放松。

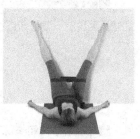

腿放在墙上，变化宽度：伸开双腿成 V 形。

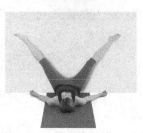

腿放在墙上，垫长枕或瑜伽砖：在骨盆下方放置长枕或瑜伽砖。

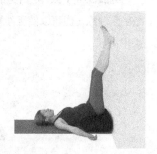

提示：就像没有一种正确的方式来做瑜伽姿势一样，也没有单一的冥想坐姿方式。这往往需要熟练的从业人员找到一个位置，使脊柱保持直立，而不僵硬。寻找一种能让脊柱（具有自然的腰曲线）、肩膀、头部和颈部直接在骨盆上方舒服的姿势。下半身的姿势应该是平稳的、稳定的。最重要的是，可以保持长时间坐姿。背部、肩部或颈部疼痛，腿部感觉丧失，脚部疼痛都是你可能需要探索其他位置的信号。

简单交叉腿：坐姿，双腿在身前伸直。右膝屈曲，右脚向左臀部移动。左腿也要这样做，左脚向右臀部移动。当你坐着的时候，保持头部、颈部、脊柱和骨盆方向一致。手可以放在大腿上，手掌向上或向下。

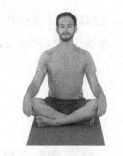

在瑜伽砖、毯子或枕头上：在你身后放一条折叠的毯子、水平瑜伽砖或冥思垫。坐在其边缘，以帮助骨盆的前部向地板倾斜，并找到合适的腰椎曲线。

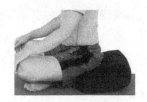

靠墙：身体背部靠墙坐着，以获得支撑。你也可以尝试在身后的墙旁放一个大的健身球、长枕或瑜伽砖，在特定的领域提供不同类型的反馈或支撑。

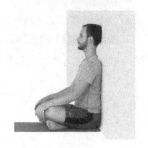

椅子：从坐在靠近椅子前缘的位置开始，脚踩在地板上或瑜伽砖上。需要时，在身体后面塞一个支撑物以获得支撑。坐在椅子的边缘，帮助骨盆的前部向地板倾斜，找到合适的腰椎曲线。

跪姿： 从台板姿势开始，膝盖并拢，脚踝前部下面放一个小毯卷，脚尖放在地板上。臀部坐回脚跟。脊柱保持直立。

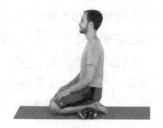

支撑跪姿： 跨坐在支撑物上，支撑物可以是长枕、毯卷或上面堆放了毯卷的长枕。

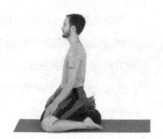

毯子位于膝盖后面跪姿： 将一个大的毯子卷或长枕放在膝盖后面，以帮助关节创造一个额外的空间。

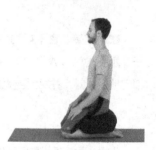

脚跟对脚跟： 把右脚跟移到腹股沟。把左脚跟放在右前方。在冥想过程中，交换前后腿位置。

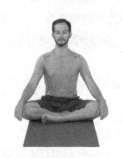

半莲花： 从简单的交叉腿位置开始，将右脚拉入左大腿折痕，左脚靠近右臀部。在冥想过程中，交换上下腿位置。

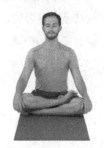

探索：呼吸、放松和冥想

❶ 从舒适的躺卧姿势开始，使用任何支撑身体的辅具，提高休息的能力。如果你找不到一个舒适的躺卧放松位置，可以自由地探索其他选择，如腹部向下或侧卧。

❷ 为你的放松和冥想训练设定一个意图。如果你正在努力寻找一个意图，尝试一些概念，如整合、恢复、平和、自由、屈服、信任、信念、清晰，或者仅仅关注你自然的呼吸节奏。

❸ 闭上眼睛。把你的意识带到身体背面，躺在地板上。让身体被地面所支撑，并相信它所提供的支持。如果你发现身体的某些部分不能放松，用一束治疗光或颜色包围该区域。如果形象化不起作用，尝试使用有意识的呼气，疏解在这些部位的紧张感。

❹ 留意你的注意力在身体里的位置。试着把注意力转移到你的呼吸上，放慢呼吸速度。保持嘴巴紧闭，下巴放松。将三维呼吸具体化到腹部和背部周围的区域，让呼吸在这些部位向前、向后和向侧面移动。保持呼吸轻松，呼气时间略长于吸气时间。用几分钟探索这种呼吸方式。如果你发现你的注意力分散，轻轻地将注意力带回呼吸中。

❺ 把你的意识转移到你的思想和情绪上，关注你可能感觉到的显而易见的事情。你能在没有判断和反应的情况下观察你的思想和情绪吗？如果你遇到了一个特定的障碍，想象在你呼气的时候留下的障碍，并在你吸气的过程中带来新的可能性或积极的相反特性。如果你被某个特定的想法或一系列的想法所困扰，将它们想象成被微风从你的精神领域中移出的云彩一样。只要有帮助，就在这个观察空间里停留一段时间。如果注意到你的想法和情绪被证明是太困难的或不能放松的，回到你的自然呼吸节奏上。注意你的身体呼吸或者什么也不做。休息一下。

❻ 保持 5~15 分钟放松时间。

❼ 当你准备好放松的时候，慢慢地进行轻柔的深呼吸。用手和脚的轻微动作连接更深的呼吸，探索自然的运动，以帮助你从休息过渡到清醒的意识中。

❽ 翻身到一侧，保持一两分钟，并继续呼吸，给身体和思想一点时间，从放松过渡到直立。当你直立时，你可以进入冥想训练。如果你不打算冥想，试着在过渡期间保持一种轻松的态度。

❾ 坐直，进入舒适的冥想座位。将你的意识带回到呼吸中。观察你自然状态下的呼吸，不改变它或将其叠加一个特定的模式或意图上。注意身体呼吸的微妙起伏。感受到吸气的细微温暖和通过嘴唇顶部的呼气的清凉。如果你被思想或情绪所困扰，注意排除杂念，然后返回观察呼吸。最终，你可能不需要用呼吸作为支柱来保持当前状态，并发现自己处于一个纯粹的冥想状态。

❿ 静坐冥想保持 5~20 分钟。

　　将呼吸、放松和冥想训练融入生活是最重要的。它们可能不像瑜伽本身那样引人注目，但它们是整个瑜伽体验的重要组成部分。没有它们，瑜伽姿势只是锻炼。有了它们，你就可以将呼吸、放松和利用心灵力量的能力与瑜伽姿势的各种意图联系起来；实现一种能够在身体、情感、思想和精神上改变自己的训练。我们将在第 8 章、第 9 章和第 10 章中继续探索瑜伽治疗训练的转换潜力，但在此之前，我们将从两个角度将探讨方向转向损伤和预防。首先，我们将研究如何在瑜伽姿势中避免伤害自己，然后我们将探索如何使用瑜伽疗法来避免你生活中的其他方面的伤害。有了这些附加信息，你将做好充分的准备，在你的身体、思想和精神之间建立起令人兴奋的、新的联系。

7
损伤预防

> 一名男子在做瑜伽时股骨骨折，医生说："程度如此严重的损伤通常只发生在车祸受害者身上。"

这是一则来自英国报纸 *Daily Mail* 的头条新闻。这个人正练习一个很复杂的姿势，然后他的股骨骨折了。许多人读到这篇文章时会认为瑜伽不安全。人们喜欢头条标题，尽管这篇文章是基于英国医学杂志案例报告中的一篇同行评审的文章。但是，有多少人会通过看原始的文章来获取事实呢？我们这样做了。

这篇文章提到，这个人的股骨以前有轻微骨裂并有骨质疏松，这些被认为是骨质疏松症的前兆。因此，这个人的骨骼的韧性减弱，有既往损伤史，但仍练习这么复杂的姿势。当报道瑜伽损伤时，就像许多话题一样，报纸往往更关注于耸人听闻的标题，而不是深入调查发生了什么和具体原因。尽管如此，在瑜伽体式训练中确实会发生损伤。

瑜伽是安全的，但训练者确实会偶尔受伤。*BMJ Gse Reports* 的一篇文章指出，目前仅有 3 篇已公开发表的文献提及瑜伽练习中出现的损伤，"虽然瑜伽损伤并不少见，但最常见的损伤都是与肌肉骨骼有关的，其中主要是轻微韧带或肌肉损伤，无须干预就能完全康复"。

大多数瑜伽损伤确实很轻微，但偶尔也会发生严重的伤害。最近，关于这些损伤的媒体报道与数百万人从瑜伽中获得的健康益处的报道一样多。人们需要记住，瑜伽体式训练过程中发生的损伤只是瑜伽综合疗法中的一小部分。

那么为什么练习瑜伽会受伤呢？关于这一点有很多理论，但没有太多清晰的答案。理论表明在瑜伽训练中受伤的是那些训练过度的人、没有受过良好培训的教练和有既往损伤史的人。菲什曼、索顿斯托尔和格尼斯的一项研究试图解答这个问题。他们向几个国家的瑜伽教练和瑜伽治疗师发出了一份问卷，并收到了1336 份答复。第一个问题是"请估算一下你认为（主要）基于以下原因参与瑜伽练习的人的百分比"。

练习瑜伽的首要原因是健身和健康状况（53.4%），其次是平和、自由和启蒙（18.2%）。然而，第三个原因是针对特定医疗解决方案的一种治疗方法（16%），第四个是治疗情绪问题的方法（9.7%）。因此，16% 的练习者可能在做瑜伽来解决医疗问题，近 10% 的学生可能会感到压力，因此增加了受伤的风险。考虑到这些数字，以及瑜伽一直被吹捧为治疗骨质疏松症、压力、腰痛、颈部疼痛和无数其他疾病的良方，或许我们应该把"为什么人们在瑜伽训练中受伤？"改为"为什么越来越少的人在瑜伽训练中受伤？"

下一个调查的问题是与过去相比，当今的瑜伽训练者是否发生了更多的损伤。39% 的受访者回答是肯定的，主要原因如下。

- 学生过度训练（81.4%）。
- 教练缺乏培训（68.2%）。
- 更多的人参与瑜伽（65.4%）。
- 未知的先存健康状态（59.5%）。
- 训练班规模更大（47%）。

当然，我们应该关注所有瑜伽损伤，但对于这本书，我们将主要关注练习者的过度训练和未知的先前存在的健康状态。为了更好地了解你的身体，你可以回到识别、区分和整合的概念。当你完成一个体式时，通过识别你正在做的事情，你已经开始变得更有意识了。通过更多的意识，你可以更加注意你付出的努力——总体上的努力，以及你能感觉到身体发力的位置。你感到过度劳累的地方可能是你身体中受伤风险增加的部位。在确定了过度发力的区域后，你可以在体式中进行区分，以了解如何改进以减轻压力。当你减少过度的努力，你将能够在一生中安全地继续进行并改进你的体式训练。

正如第 5 章所提到的，我们都是不同的。我们有不同的习惯、骨骼结构和结缔组织的延展性。应该试图让姿势适合我们的身体，而不是让我们的身体适合姿势，否则很可能导致损伤。当我们身边的人能够轻松地摆出姿势，能够将姿势保持更长时间，或者比我们更灵活时，我们往往会变得有竞争性。事实上，当询问瑜伽教练哪些因素可能导致伤害时，他们第一反应是自我意识，第二反应是过度训练。问卷上的另一个重要问题是不充分指导、教师或团体施加压力以及未知的先存健康状态。因此，如果我们放弃自我意识，接受足够的指导，并披露先前存在的健康状态，那么伤害就会减少。作为一个瑜伽练习者，你可以影响所有的这些因素。

为你的健康和安全负责

当你走进瑜伽课时，老师对你并不熟悉，首先要确定你以前的身体状况。希望老师会问你是否有任何疾病，以往受伤历史或者手术——甚至让你完成一项简短的调查。如果没有，请让老师知道任何可能使你在瑜伽课上具有受伤风险的事情。大多数老师会很喜欢得到这些信息，并且应该能够提供一些综合改进，使课程对你来说更安全。

虽然这看起来是显而易见的，但我们还是要说：瑜伽老师不是医生，也没有资格诊断或治疗你的身体疾病。同时也要意识到，在一个群体环境中，即使是最好的、受教育程度最高的老师，也不可能给予课堂上每个人他们所需要的个人关注。上课时，你要以一种对你的身体负责的态度进行练习，你的安全取决于你自己。如果你不确定某件事对你是否安全，你要决定是否要在那一刻冒险，然后学会承受后果。或者，如果你喜欢更谨慎，那么做一些研究，直到你觉得自己有足够的知识来做决定，或者改进体式，或者只是不做。

在瑜伽课上，就像在生活中一样，你要对自己负责，所以要决定什么对你是安全的。如果你正有严重的健康问题，并考虑参加团体课程，那么也许你应该找一位瑜伽老师或瑜伽治疗师参加几次私人课程，这样你就能更好地理解如何以一种适合你的需要的方式进行训练。

在你告诉老师你的需要后，放下自我意识！瑜伽练习不是比赛的场所。正如菲什曼的研究所表明，自我意识和过度训练是可能造成伤害的主要因素。不要把自己和你旁边的人比较。此外，也不要把自己和自己比较。活在当下，不要把自己与去年、上个月、上周甚至昨天的自己相比。感知你今天在哪里。可能你今天可以伸展得更大，可能你累了，不能伸展过大，或者你有压力不能专注于训练。分心总是会增加受伤的概率。注意你的表现，而不是关注你旁边的人，这可以大大降低你受伤的概率。

研究还表明，在可能造成伤害的因素中，不充分或不适当的指导占很大部分。你可能认为这超出了你的控制范围，但事实并非如此。如果教练的引导语不清楚，或者你不太明白，那就举手请老师过来解释。大多数老师会很欣赏你的提问，并且很可能会向全班解释教学内容。你不太可能是课堂上唯一不懂指导的人，所以其他学生也会希望得到一个解释。

然而，在提出有针对性的问题和扰乱课堂秩序之间有一个细微的界限。运用你的判断力，对这种平衡保持敏感。如果你发现自己上课时问题比答案更多，那么这个班级的水平或老师对你而言可能是不合适的。找一个更适合你的学习风格和满足你需求的班级或老师。

你可以遵循一般指南来保护自己。这些安全提示是值得考虑的事情，即使你身体的特定部位从来没有受到过伤害。如果你在某个特定部位有先前存在的健康问题，那么考虑这些指导方针就更重要了。所以让我们看看特定的身体区域和这些区域的安全提示。

下腰痛以及腰椎疼痛

下腰痛或腰椎疼痛是最常见的病症之一。在美国大约有 80% 的成年人在某一时刻会经历下腰痛。通常疼痛会自行消失。据估计，大约有一半的下腰痛患者不寻求治疗。常见的诊断包括椎间盘功能障碍、肌肉紧张、重复性劳损、腰椎滑脱（腰椎移位）和骨关节炎。大多数诊断的共同点是症状出现和消失。没有疼痛的阶段之后是急性发作。对一些人来说，这会变成慢性疼痛。慢性疼痛是一个广泛的话题，新的研究正在改变着人们对它的看法。现在，我们将了解在做常见的姿势时如何保护你的下腰部。

前屈式

许多人在进行前屈式时，背部疼痛增加。他们可能会抱怨背部疼痛、紧张，或者腿部放射性疼痛和麻木。任何时候，当瑜伽运动引起放射性疼痛或肢体麻木时，立即停止运动。一种引起放射性疼痛或麻木的动作或瑜伽姿势可能是有神经问题的一个迹象。如果继续这种导致疼痛或麻木的运动，可能会使问题变得更糟。对于腰椎来说，通常是脊柱的前屈或前屈伴随旋转引起放射性疼痛或麻木。对于腰部疼痛和麻木的人来说，向后弯曲往往是一个更好的选择。

前屈式：站立前屈、坐姿前屈、下犬式、鸽子式。

使用这些技巧来进行腰椎的安全前屈（屈曲）。

● 骨盆前倾，以增加腰椎前凸。腰椎前凸是指下腰部的健康曲线，在前屈式中保持前凸。

● 分开双腿，采取更宽的站姿。这将给你一个更稳定的支撑基础。

● 当你做前屈式时，如果你的腘绳肌（如图中所示的大腿后部的肌肉）很紧，你可以屈曲膝盖。这让你的骨盆旋转，你的下背部保持前凸，同时保护你的背部。当你想要伸展腘绳肌时，试试第 10 章中的下弯腿伸展变化。

● 使用瑜伽砖和椅子，在前屈式中保护你的腰椎。其他章节提供了关于如何使用这些辅具来改进训练的建议。

● 不要在进行前屈式练习时过度向前伸展手臂。这增加了你脊椎受伤的风险。

● 做结合前屈和扭转的任何瑜伽姿势时要小心。请记住，扭转应该发生在胸椎（中和上背部），而不是在腰椎。扭转和前屈会给腰椎带来很大的压力，即使你先前没有下背部健康问题。如果你有椎间盘问题或其他的下肢功能障碍，你可能需要尽量避免这种运动，或至少要小心对待它。脊柱屈曲与扭转相结合的姿势有扭转双角式、扭转侧角式、平衡半月式和穿针式。

● 前屈之前先激活核心。这将稍微强化你的腹部和下背部的肌肉，以便你进入前屈式时可以保持前凸。如果你的下背部先前存在病症的话这一点特别重要。

当一个姿势需要核心稳定时，这项技巧就会有所帮助。它将对于站立姿势和核心运动特别有帮助。学会使用腹内压力也可以在前屈式时帮助保护你的下背部。相反，当你在支撑的姿势下做更放松的训练时，专注于轻松的腹式呼吸是很有帮助的。

 探索：腹部收缩呼吸

在瑜伽课上，我们经常被指示把肚脐拉到脊柱上，以便找到腹部的稳定性。虽然这可能是一件有用的事情，但有时它会让训练者过于专注于身体前部发生的事情，并在继续呼吸的同时切断与维持稳定的联系。这个训练将你与腹部肌肉的最内层相连，同时允许你继续有效地呼吸，并保持那些要求更多的核心稳定性的瑜伽姿势。

❶ 屈曲膝盖，脚放在地板上，进入一个仰卧的姿势。腹部吸气，做该动作的时候有意地用下腹部吐气。

❷ 保持你的呼吸，吸气时将腹部肌肉用力拉向脊柱，就好像有人要打你的内脏，你缩起肚子一样。用你的手去感受你的胸腔，下背部和腹部是如何稳固的。

❸ 呼气。重复几次呼吸，以获得稳定的收缩和腹内压力变化。

❹ 一旦你对如何做这件事有了一种感觉，试着不屏住呼吸去做同样的事情。当你保持腹部稳固时，你能保持腹部收缩，并将你的呼吸集中到胸腔上吗？

❺ 为了更好地认识这个练习，随着你继续探索让气向上进入胸腔，尝试保持100%、75%、50%和25%的收缩。现在，尝试将气吸入胸腔和腹部，以找到不屏住呼吸而腹部收缩的感觉。

❻ 一旦你认为你掌握了这个方法，就试着把胸腔集中呼吸应用于腹部收缩（第10章）、平衡台（第10章）、俯卧后弯、眼镜蛇式（第9章）和山式（第2章）。

后弯式

今天，许多人在工作和休闲生活中保持坐着的姿势。坐姿会减少腰椎前凸。我们在日常生活中常常感到不舒服，比如俯卧，需要伸展腰部，但是很多人喜欢在瑜伽中做后弯动作，因为他们觉得这样会打开身体。虽然柔和的后弯通常被认为比前屈更安全，但是由于各种健康状况，后弯动作对有些人来说是有困难的。

后弯式：站立后弯、眼镜蛇式、弓式、骆驼式、桥式。

按照以下提示进行腰椎的安全后弯动作（伸展）。

● 先伸展胸椎。保证腰椎不受压力的安全运动的关键之一是增加胸椎的活动度。因此，在伸展腰椎之前，先伸展胸椎（如图中所示）。在你进入后弯姿势之前支撑。就像前屈一样，在你开始运动之前，试着稍微增加腹部和背部肌肉的结实度。这将有助于保护你的腰椎。

● 不要过分专注于后弯时身体后部发生的事情。把焦点放在身体的前面，在做后弯式之前考虑延展长度。专注于在体式中保持这个长度。最终，你将能够感觉到身体前后动作之间的关系，使它们在你的后弯训练中达到有效的平衡。

● 虽然在后弯时，腿部放射性疼痛或麻木并不常见，但如果你经历过这种情况，那就停止运动吧。

● 不要同时伸展和旋转腰椎。请记住，旋转动作发生在胸椎，所以在试图结合伸展和旋转动作时，确保你的中上背部足够灵活以减轻腰椎压力。

● 腰椎滑脱症（一个椎骨在另一个椎骨上的滑移）是导致后弯时疼痛的最常见的病症之一。有这种情况的人应该避免后弯式。他们通常会抱怨当他们伸展背部或从前屈式向上运动的时候，腰部会有剧烈疼痛或咬痛。

脊柱旋转和扭转

瑜伽训练对腰痛患者有效的原因之一是许多姿势都涉及胸部脊柱的运动或旋转。和任何一种体式一样，正确地进行扭转并且不需要过度努力是很重要的。你必须能够辨别脊柱的扭转发生在哪里，这需要意识和留心。

扭转式：站立扭转、坐姿扭转、仰卧扭转。

以下是进行脊柱安全扭转的技巧。

● 腰椎的构造限制了扭转；因此，扭转必须发生在胸椎。一定要确保你的体式训练关注于胸椎和中背肌的活动度上。

● 如果胸椎变得僵硬，它将限制旋转，你可能会尝试从腰椎旋转，这可能导致腰椎损伤。通过保持胸椎的灵活来保护腰椎。

探索：脊柱扭转固定

❶ 在坐姿扭转时，首先注意你的坐骨结节，也称为坐骨。当你坐在坚硬的物体上时，你可能会感觉到那些在你坐着的表面上的骨性隆起。如果你难以感觉到它们，把你的手放在你自己和座位之间，并向两侧摆动一点。现在你能感觉到你的坐骨了吗？

❷ 一旦你认识了坐骨结节，从一边移动到另一边，直到你的每个坐骨承受了同样的重量。现在向两边扭。确保你在每个坐骨上保持相同的重量和压力（a）。在保持不向一侧坐骨施加更多力量的情况下，你的脊柱能完成多大角度的扭转？如果你确保使两个坐骨承受同等重量，扭转应发生在胸腔，而不是腰椎。

❸ 接下来，扭转并允许重量更多地移动到一个坐骨上（b）。你能感觉到区别吗？你是否注意到当你把重心转移到一个坐骨上时，你的扭转是多么不精确？旋转是如何在胸椎以外的区域发生的？限制这种不平衡可以帮助保护你的腰椎。

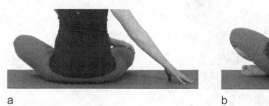
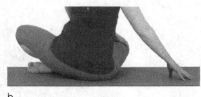

a

b

❹ 就像你在进行坐姿扭转时观察坐骨一样，为了在站立时安全地扭动，平衡你两只脚的重量，并确保它在脚的三个点（第一跖骨头、第五跖骨头和脚跟或跟骨）之间均匀分布。旋转脊柱，同时保持骨盆的稳定，平衡每只脚上这三个点的重量。当你扭动的时候，不要把脚上的重量转移或移到脚两边。如果你在每只脚的三个点上保持相同的重量，你是通过胸椎而不是腰椎旋转的。现在，扭转并将重量更多地转移到一只脚上，并感觉如何变化，在哪里发生了脊柱旋转。

你从你的身体、坐骨和脚上得到的反馈会让你确定你是从胸椎还是从其他地方发生扭转的。当然，你必须承认，当你安全地移动时，你不能旋转那么远，但是正如 *Bhagavad Gita* 中提到的，"瑜伽是一种有技巧的动作。"

精确的移动是一种技巧。如果你不精确地移动，你可以移动得更远，但是如果你使用不熟练的动作，你会增加受伤的风险。

颈椎

颈椎比胸椎或腰椎在各个方向上的活动度都更大。就像腰椎一样，许多颈椎功能障碍可以通过增加胸椎的活动度来缓解。相对于对腰椎功能障碍，对颈椎功能障碍的研究较少。许多问题，如椎间盘功能障碍和肌肉劳损，在腰椎和颈椎上都有发生。正如我们在讨论腰椎时指出的那样，瑜伽姿势不应该引起放射性疼痛或麻木。如果发生这种情况，应改变或停止练习，以避免引起疼痛或麻木。

颈椎姿势：眼镜蛇式、弓式、骆驼式、站立扭转式、坐姿扭转式、桥式、战士二式。

在普通体式中，遵循以下技巧来保护颈椎。

● 伸直胸椎，然后再伸展颈椎。任何时候，当一个体式要求伸展颈椎时，确保你伸展了胸椎。当你伸长脖子时，感受身体前部的延长。你不想在你伸长颈椎的时候只动脖子的下部。在做颈椎伸展时，尽量保持颈部后部的长度，而不是将头向肩胛骨方向伸展。

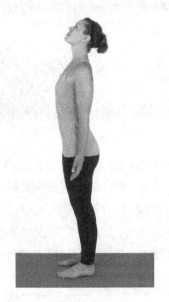

● 将颈部和头部与脊柱的其余部分对齐。在任何体式中，特别是在需要扭转的体式中，保持颈椎和头部与脊柱的其他部分对齐（如右图所示）。对于胸椎活动受限的人来说，很容易通过伸展颈椎这一代偿来完成动作。

● 将下巴缩向咽喉，在摆姿势时将上颈椎伸直。这防止了体式中的头部前倾姿势。

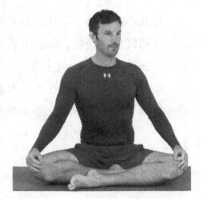

- 避免颈椎完全伸展和扭转。颈部伸展伴随扭转的复杂动作会增加节段椎体间的压力。这虽不是很大的风险，但为什么要冒险呢？

在颈椎倒立时，请按照以下提示保护颈椎。

- 只做那些你觉得舒服，并且已经练习过的倒立。不要试图做完全的倒立，如肩倒立式或头倒立式。

- 慢慢开始。双腿抵在墙上，甚至在骨盆下面放瑜伽砖就足够进行倒立了。

我们有意避开了肩倒立式，进行其他姿势探索，因为对于这种形式而言，安全所需的正确解释生物力学差异是过于复杂的。我们发现这个姿势存在颈椎完全屈曲的可能性（肩倒立式、犁式），并且与其他姿势相比由颈椎负重（头倒立式的某些变化）带来的身体损伤风险远高于其可带来的收益，因此我们把它们排除在这本书之外。如果你想学习这些姿势，我们强烈建议与瑜伽老师或瑜伽治疗师一对一地练习，后者擅长生物力学评估，可以为你提供细致、先进的和个性化的指导。

肩部和上肢

在瑜伽训练中，肩膀和上肢被要求做一些它们通常不做的事情：承受体重。通常，我们只用下肢承受重量，从解剖学上讲，下肢是为了稳定、运动和负重而构造的。另一方面，上肢是为了运动和与他人的关系而建立的。我们用上肢向他人伸出援助之手。在体式中，例如下犬式、猫式、牛式和台式，我们用上肢承受了重量。我们不仅被要求在上肢承受重量，而且还被要求在过顶动作中使肩关节进行全运动范围（ROM）的运动。在日常活动中，我们大多数人都不会使肩关节进行全运动范围的运动。我们甚至可能不会把手臂举到肩膀的高度或呈 90 度。然而在瑜伽课上，我们把手臂举到头顶上，当它们接近全运动范围末端的时候，我们也会对它们施加重量。难怪有些人在瑜伽课后抱怨肩膀酸痛。

肩部姿势：站立新月式、门式、侧板式、台式、板式、下犬式、战士一式。

按照下面的提示在体式中保护肩部。

- 肩部与肘部和手腕对齐。确定在上肢负重时最稳定的位置。

- 当你稳定你的手臂并把你的手放到地板上时，用你的核心肌肉拉离地板。你需要在肩胛骨和中央核心的稳定性，以便在体式中能够保护上肢。

- 稳定性来自于肩胛骨。在上肢开始负重之前，先摆动肩胛骨。一般来说，你应该把肩胛骨稍微向下沉，并向胸椎靠近。

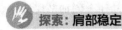 **探索：肩部稳定**

❶ 脸朝下，把你的额头放在毛巾卷上。手臂放在身体两侧，稍微远离身体，手掌朝上。

❷ 当你把肩胛骨的底部挤压到背部时，让你的上背部和脖子放松，然后当你把手臂从地面上抬起时，彼此靠近。数到5。重复3次。

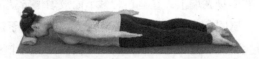

❸ 从相同的脸朝下的位置开始，将手臂举到肩部高度，形成球门柱状，手掌放在地面上。当你把手臂从地上抬起时，向下紧缩肩胛骨底部并靠拢，并把屈曲的肘部向身体靠拢时，保持上背和颈部放松。数到5。重复3次。

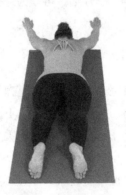

❹ 从相同的脸朝下的位置开始，在你面前笔直地伸出双臂，手掌向下。当你把手臂从地面抬起来时，向下紧缩肩胛骨并靠拢，然后保持你的上背部和脖子放松。数到5。重复3次。

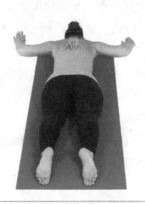

如果你发现你不能在一个特定的体式中控制肩胛骨，那么这个姿势对你来说太复杂了，你需要更多的力量以及对肌肉的控制来移动肩胛骨。如果没有稳定的肩胛骨平台，你会增加肩膀、肘部和手腕受伤的风险。

肩胛骨的熟练动作需要有动态稳定。

肘部

肘关节是一个相当稳定的关节，在瑜伽中不经常受伤。主要的问题是肘部的运动太多——即肘部过度伸展（向后弯曲）。

肘部姿势：侧板式、台式、板式、下犬式。

在体式中，遵循以下技巧来保护肘部。

- 不要过度伸展肘关节。如果你本身肘关节超伸，这样做可能会让你感觉更容易保持体式。问题是你"挂在"肘关节韧带上，韧带可能会变得越来越松弛。同时，当你"挂在"韧带上时，肌肉实际上没有在工作，所以如果你失去平衡，可能需要更长的时间才能找到平衡，导致你的肩部、脊椎或其他脆弱的部位受伤。

- 学会避免过度伸展是从肘部的微弯曲开始的，当你轻轻地把手的根部拉回髋部时，肘部的内侧要保持向前，而不是移动它们。从这个位置，你可以开始找到稳定肩部的肌肉，并学会避免"挂在"韧带上。

手腕

现代社会，许多人花越来越多的时间在电脑上或在手机上打字。我们用手指一遍又一遍地做很小的动作。伴随着静态生活方式，我们看到患有腕管综合征和出现其他腕关节问题的人数增加了。任何形式的上肢负重都可能增加手腕和手的疼痛，但通过上肢负重也是缓解手腕和手部问题的绝佳机会。

手腕姿势：侧板式、台式、板式、下犬式。

在体式中，遵循以下技巧来保护手腕。

- 我们建议的大部分提示也适用于手腕，尤其是肩胛骨的稳定性和可控运动性的信息。如果肩胛骨不稳定，则肩部肌肉和前臂较小的肌肉必须工作以保持手臂的稳定和排列。这将很快导致前臂和手腕的过度使用。因此，保持肩胛骨的力量和稳定性能够在肩胛骨训练中避免手腕和前臂过度使用。

- 保持肋骨的灵活，紧缩下巴，张开手臂。这将确保你不会关闭通向手的血管或淋巴管，并且到达手部的神经不会遭受抵抗。

- 如果你经历了手腕疼痛、麻木或刺痛，那么改变姿势。不要把重量放在手上，而是屈肘，把重量放在前臂上。你也可以通过改变方向或靠墙做动作来避免把重量完全压在手臂上（a）。开始缓慢，并向全重量支撑（b）前进。瑜伽可以为手腕疼痛的人创造奇迹，但是他们必须根据需要改变姿势，否则他们的症状可能会恶化。

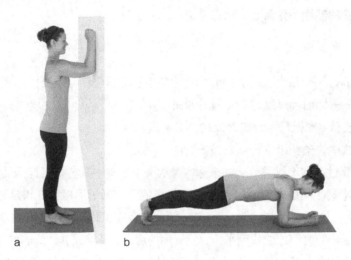

髋和下肢

上肢是为运动和联系而构造的，而下肢则是为了承重、运动和稳定而构造的。髋部的问题是它们往往过于稳定。我们失去了活动度，最终引起了关节炎和其他问题，最终导致手术，髋关节置换，或膝盖、脚踝和脚的问题。此外，股骨头与骨盆的连接角度也会有很大的变化。这意味着，人与人之间在髋部的灵活性上有很大的差异。这在一定程度上与下肢的发育有关。

髋部姿势：弓式、骆驼式、门式、战士一式、战士二式、三角式、瑜伽蹲式、鸽子式、蛙式。

遵循以下技巧，在体式中保护髋部。

● 采取正确的站姿，如保留战士式。你的脚能够向内或向外的多少取决于你的骨骼结构。不要追求把你的脚放在某些特定的位置，而是找到一个合适的位置，感觉脚的三个部分承受同样的重量，在这个位置你觉得稳定并且力量可以通过腿部传达到脊柱和手臂。

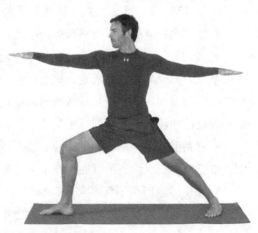

● 学会区分髋部和骨盆。在站立姿势中，你能不转动骨盆而转动髋部吗？你能不转动髋部而转动骨盆吗？你能把骨盆和髋部作为一个整体来移动吗？这些细微的动作让你能够区分和探索自己的安全和稳定。

● 试着让你的腹股沟敞开。腹股沟是髋部前部的区域，当你屈曲髋部向前走一步时，它会折叠。和腋窝一样，有血管和神经通过腹股沟。为了保持髋部的自由，这个区域应该保持敞开。

● 使用臀肌。臀肌能产生巨大的力量。大多数人不会将自己置于必须使用大量力量来伸展髋部的情况中。相反，他们使用的是腘绳肌。当你在做桥式时，如果你的腘绳肌痛，你就知道你是在使用腘绳肌，而不是臀肌。试着先使用臀肌。腘绳肌会感到放松。

 探索：激活臀肌

❶ 脸朝下，叠放双手，把额头放在手上。屈曲膝盖，勾脚。保持骨盆前部承受相同重量，收紧左臀部，将大腿下部抬离地面，然后慢慢地将其降下来。专注于控制和臀部激活，而不是高度。右边重复相同动作。两侧交替运动，每侧运动时数到 10（a）。

❷ 脸朝下，叠放双手，把额头放在手上。屈曲膝盖，抬起双脚，脚跟相碰。收紧臀部，抬起膝盖和大腿下部。坚持 5 秒，重复 5 次（b）。

❸ 脸朝下，叠放双手，把额头放在手上。伸直双腿。通过集中注意臀部底部与大腿上部的位置，开始提升左腿的动作。在右边重复。两侧交替运动，每侧运动时数到 10（c）。

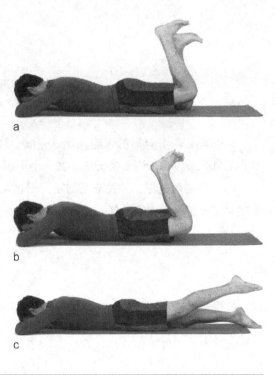

a

b

c

膝盖

如上所述，许多人的髋关节活动受限。当髋关节转动能力受到限制，并且脚固定在地面上时，能够代偿的便是膝关节。虽然膝盖能在很小的范围内发生旋转，但它主要是一个屈曲和伸展的关节。当人们髋关节的旋转能力下降时，许多人会尝试用膝关节代偿完成动作，这是不可行的。这最终会增加半月板磨损并导致损伤。

膝盖姿势：坐式转体、战士一式、战士二式、三角式、瑜伽蹲、鸽子式、蛙式。在体式中，遵循以下技巧来保护膝盖。

- 在站立姿势中，使膝盖靠近第一趾和第二趾上方的区域。在大多数站立姿势中，膝盖不应伸展到脚前面。如果你不能保持膝盖的位置，那么体式对你来说太困难了。避免太深地进入体式。

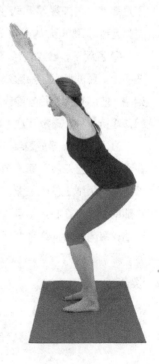

- 虽然膝关节健康的人应该能够完成全蹲，但如果你的膝关节疼痛，则不要尝试。做一个不超过 90 度的微蹲。你蹲得越深，膝关节上的压力就越大。第 10 章提供了改进后的蹲姿选择。

- 如果你的膝关节疼痛的话，缩小在站立中的屈膝角度。这就减少了膝关节的压力。

- 将脚部集中在三个接触点上，以找到接地点并建立稳定性。你能从下部找到越多的稳定和平衡，对膝关节就会越好。

- 不要过度伸展膝盖。许多人喜欢瑜伽，因为他们柔韧度很好。就像过度伸肘关节一样，它很容易"挂在"膝关节的韧带上，而腿部肌肉并未参与。这样做的风险是，如果肌肉与动作所要求的发力是分离的，那么韧带和关节囊就会伸展得更大，而且你更有可能摔倒。学会避免膝关节过度伸展，首先是膝盖微屈，当你把大腿拉回来的时候，要把小腿向前拉。从这个位置，你可以开始找到股四头肌，并学会避免依靠你的韧带。

脚和脚踝

脚和脚踝会从我们穿的鞋和走路的表面上遭受很多损伤。你的脚应该能够适应不同的表面和鞋子。你在空中感知自己的能力（本体感受）在很大程度上取决于脚和脚踝。一旦一个人开始失去与脚的联系并收紧脚踝，跌倒的风险就会增加，身体的其他部位也会开始收紧。这进一步增加了摔倒的风险，作为回应，这个人限制了他或她的活动。这是一个必须避免的恶性循环。对许多人来说，瑜伽工作室可能是他们赤脚的唯一地方，因此他们可能感到不安全且身体摇摆不定。

脚和脚踝姿势：婴儿式、门式、侧板式、桥式、下犬式、山式、树式、战士一式、战士二式、三角式、瑜伽蹲。

在体式中，遵循以下技巧来保护脚和脚踝。

将你的体重均匀地分布在足部的三个点：第一跖骨头（大脚趾后的骨头）、第五跖骨头（小脚趾后面的骨头）和跟骨（脚跟骨）。当重量均匀地分配在这些点上时，就会大大提高平衡。

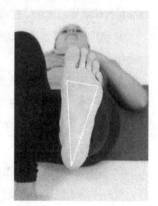

脚部的三个足点

- 为了保持这种平衡，注意从脚部收到的信息。如果你的平衡不佳，可以站在墙旁边。如果你不习惯不穿鞋，并觉得鞋子能改善你的平衡，那么就带一双干净的鞋子到瑜伽工作室去穿吧。希望随着时间的推移，你可以训练自己光着脚舒服地训练瑜伽和在家里散步。

- 在瑜伽训练之前，慢慢地从一边摇摆到另一边，作为你热身的一部分，也可以提升你的足部意识，提高平衡能力。

在阅读了关于瑜伽损伤的文章以及如何预防这些伤害之后，你可能会想："瑜伽对我来说是一个好的选择吗？"毕竟，有人在训练中折断了腿、肩膀受伤等等。好消息是瑜伽是相对安全的，你能控制大部分风险。不要让自我意识占主导，引发你和他人竞争，告诉老师你的医疗问题。如果你不明白指导，请指出。最重要的是，要注意你的行动方式和安全感知。运用你的训练来学习如何关注和回应明显的和微妙的身体反馈。只能在你认为安全的范围内挑战自己。

 探索：足底滚动网球

这项运动可以站着，也可以坐着进行。它的目的是唤醒和放松脚部。根据你的个人经历，你可能会在你的脚上找到让你说"哎呀"的地方，或者是另一种令人惊讶的强烈表达。这对大多数人来说是相当正常的。如果压力太大，可以减轻站立时脚上的负重，或者在椅子上坐着做运动以减少强度。如果你有平衡方面的困难，你可以站在墙壁旁边做练习，用一只手稳住自己。

❶ 抓起一个网球或任何大小相近的结实并有柔韧性的球。为了获得一个脚部基线，用山式（第 2 章）和树姿（第 10 章）站立，并注意你的脚如何连接地面。从地面，沿着从你的脚到膝盖连接到髋部、骨盆、脊柱和中心的路径。

❷ 从山式开始，把一只脚稍微放在你身后。把一个网球放在前脚的大脚趾下方球状物下面。轻轻地向前倾斜，对网球施加压力。做几次这样的动作：向前倾斜，然后恢复。你可以通过减轻或增加前脚球承受的体重来控制感觉的强度。

❸ 当你把球慢慢地移动到大脚趾球的中心时，重复这个动作，然后移到小脚趾侧。

❹ 把球移到足中部，继续向前移动，同时重复同样的动作。动作要温柔一点，因为你会在足中部碰到一些肌腱。最后，把大脚趾球移到地面上，把网球放在脚跟下面。以放到脚跟的大脚趾侧，中间，和小指脚趾侧结束。

❺ 当你完成了第一只脚的动作，再以山式和树式（双脚）进行，看看你的脚是如何连接到地面的，脚和放松的腿和未放松时的状态进行对比。

❻ 当你准备好的时候，另一只脚重复相同动作。

在各种活动中避免损伤

现在你已经学会了如何在瑜伽训练中避免受伤。下面我们将讨论你的瑜伽训练如何帮助你在生活中避免受伤。如果你和我们一起进行训练并探索我们的理念，我们不能完全保证一个不会受伤的、活跃的生活。但是我们会大胆地表态，如果你进行各种变化和探索的话，你可以在进行任何选择的活动时减少受伤的机会。我们不会研究如何使用本书中的理念来进行个人活动，因为人们喜欢的活动有无数种。相反，我们将把活动分类，讨论瑜伽对每一类活动的益处。然后你可以选择你喜欢进行的活动，看看哪一类适合自己，并获得关于如何将本书中的探索融入你选择的活动。有些活动可能属于多类别。

耐力或线性活动

典型的耐力活动包括跑步、步行、游泳和骑自行车。虽然你的对手可能更快或者更有耐力，但你通常不需要对他们的动作做出反应。你可以自己进行这项活动，偶尔参加比赛看看你是否有进步。这些耐力活动是线性和重复性的。一名跑步者或步行者在 1.6 千米内大约要跑（走）2 000 步，其中大多数步骤是相似的。如果你在不平整的表面上行走或跑步，你的步长和你的落脚点会有所不同，但一般来说，挨着的每一步是相似的。其他耐力运动，如游泳和骑自行车都是相似的，因为你一遍又一遍地重复相同的动作，几乎没有什么变化。

记住，连接在一起的神经会一起工作。神经系统喜欢以一种熟悉的方式进行运动，因为这是它已经找到的如何根据现有的信息进行运动的最有效的方式。除非你受到伤害，或者你比其他部位更多地使用你身体的某些部位，否则这没有什么错。你在线性活动中的伤害通常属于过度使用类，你可以关注你如何进行重复的运动，以及如何弥补旧的伤害或习惯以避免受伤。

如果你曾经受过伤，你知道你的整个身体都适应了这种损伤。你移动的方式会让你受到的损伤

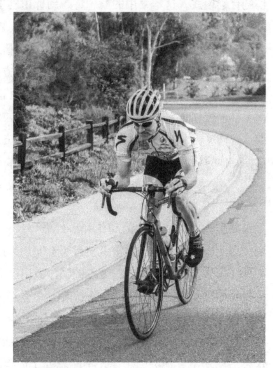

练习和探索的瑜伽疗法概念可以使你在耐力活动中更有效

© 人体运动出版社

更少。如果可能的话，你继续做同样的活动包括耐力运动。你的神经系统安排或组织身体，使你以最小的疼痛参与运动。这就是我们聪明的身体运作方式。我们的神经系统总是组织我们的一部分身体来有效地执行任务，尽可能减少疼痛和不适。问题是一旦伤病痊愈了，神经系统就不会突然意识到，"哦，这个身体部位已经愈合了。现在让我们回到受伤前的身体组织。"神经系统很可能会继续保护你，使你免受同样的伤害，几个星期或几个月后，这就变成了你的新常态。对于耐力运动员来说，这种新的正常状态可能意味着身体左右两侧的磨损不相等。经过多年的这种新状态，开始出现骨关节炎或其他慢性损伤的可能性越来越高。

记得摩西·费登奎斯在第 3 章中的话："如果你不知道你在做什么，你就不能做你想做的事"，那么，如果你不知道你在弥补已经痊愈的损伤，你就不能纠正你的行为方式。通过使用识别、区分和整合的概念，你将提高对你正在做的事情的认识，并且你会注意到你是如何进行耐力活动的。如果你在从受伤中恢复的时候使用这些概念，你的神经系统就会意识到什么时候回到受伤之前的身体组织是安全的。这样，你将避免陷入长期代偿的运动模式。如果你已经陷入了基于旧伤的代偿模式，这本书中的概念将帮助你识别这些模式。进而，你可以区分代偿模式，以找到更加多样化和更有效的方式。

即使你很幸运没有受伤，这本书中提出的概念也可以帮助你进行耐力活动。你可以探索并联系学习更高效的呼吸和使用肺的方法。如果你是一名跑步者，你可能会发现你向前跑的方式并不高效。如果你是自行车运动员，你可能会意识到你只是向下推踏板，而不是在踏板行程末端用防滑钉拉起，因此你损失了动力。如果你是游泳运动员，你可能会发现你用左臂和右臂的方式不同，或者通过练习手如何穿过水面，你的划水效率会更高。调整、适应和提高你的耐力活动的可能性是无限的。

敏捷或非线性活动

要求你对意想不到的动作和事件做出反应的活动比线性耐力活动更不可预测。因此，你练习瑜伽的重点会有所不同。无论是对于篮球、网球、排球，还是其他任何你与他人竞争、对他人的动作做出反应的活动，我们的瑜伽疗法都能大大提高你享受这些运动所需要的技能。

在非线性的活动中，比如篮球，你会尽力在对手试图超越你的时候胜过对手。在网球比赛中，你试图把球打到对手接不到的地方，而他也在对你做同样的事情。这种活动是不可预测的。你并不能总处于理想的位置去击球、接球或防守对手。对于这些类型的活动的区分方面，特别是在过渡阶段，瑜伽训练不仅可以产生很大的好处，帮助你避免损伤，而且让你比你的对手聪明。

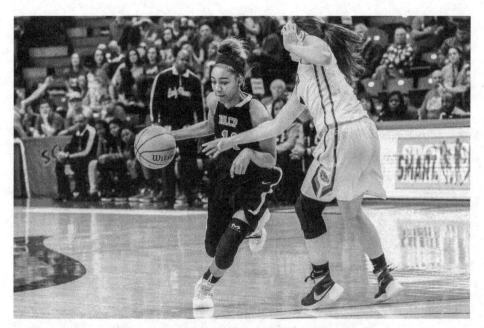

区分的概念可以用在敏捷的体育运动中，在你不熟悉的体位下避免受伤
© 人体运动出版社

　　与耐力活动一样，使用识别、区分和整合的概念可以防止在不可预测的非线性活动中的损伤。我们讨论了神经系统是如何解决谜题的。在这些非线性运动的情况下，当本体感受器没有整顿好时，神经系统需要学会识别位置。当我切换左右侧的时候，我知道我的脚在哪里吗？当我的头避开球时，我知道如何击球吗？或者当我的手臂和头指向不同的方向时，我会接住球吗？如果你的神经系统不认识这些位置，或者没有足够的适应能力来对这些位置做出反应，那么你的肌肉就不会反应得那么快，结果可能造成肌肉拉伤或韧带扭伤。通过在瑜伽垫子上的训练以及瑜伽训练之外进行区分，神经系统学会识别更多的身体组织，从而提高神经系统的灵活性和适应性，并在你处于不完美的位置时降低受伤风险。所以，对于线性和耐力活动，与其过度关注过度使用的损伤，你更应关心的是在神经系统所不认识的身体组织中发生的损伤。

　　为了指导你的神经系统处理这些情况，试着把更多的注意力放在过渡上。如何在体式之间以不同的方式进行转换？当网球或篮球全速向你接近时，你很可能在击球或接球时移动。用瑜伽语言，你可以说，在你击球或接住球的时候，你正在表演体式。但是在接球和击球之间，你在过渡，准备下一个体式、击球或接球。通过在你的体式训练中改变和注意过渡，你的神经系统正在习惯于从一个体式到下一个体式的各种方式。这使得神经系统的适应性更强，结合在球场上的练习，当你从体式训练转到足球场上进行体式时，你会更有效率，更少受伤。

你也可以通过用不同的方式把序列串在一起来训练此理念。如果你总是从战士一式到战士二式，然后再到山式，试着从战士二式直接进入树式或者其他一些通常不跟随战士二式的姿势。或者你可以在战士一式和战士二式之间进行树式。我们并不建议你总是这样做，但是如果你是在非线性活动中进行损伤预防，你需要以意想不到的方式来挑战神经系统。也就是说，给神经系统带来新的谜题。在篮球、网球和排球等运动中，运动员会做出不可预测、非线性的动作，如果你想减少受伤的机会，就需要训练神经系统应对不可预知的事情。

对于喜欢非线性活动的人，另一个好处是他们会更擅长活动。他们不仅会更喜欢他们的活动，而且通过使用这本书中的理念，他们也会变得更加擅长于这些活动。通过在球场上识别你最喜欢的动作，然后区分和整合，你会变得更加灵活，比如你如何回球，或者找到你可以投球的位置。

日常活动

在这里，我们考虑你白天做的所有活动。看看一项你想改进的、造成痛苦的、想要更加享受其中的活动或者一项你想要进行的活动。确定该活动是线性的还是非线性的。如果它是线性的，专注在你是如何做活动或体式。你在代偿旧伤吗？你是否有足够的力量和灵活性来维持你身体的组织，以一次又一次同样的方式来做这个活动？你还能以什么方式进行这项活动或体式呢？如果在战士一式中，你的后脚转向了不同的方向，或者用不同的方式转动骨盆呢？这是否改变了你当时的活动方式？在第9章和第10章中，我们介绍了一些体式的许多变体。如果你有其他喜欢的体式，你能用这些章节中的例子把这些想法应用到你最喜欢的体式中吗？或者更进一步，应用到你最喜欢的线性活动中吗？

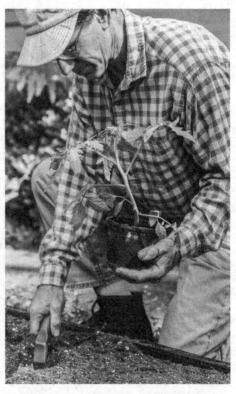

许多日常活动，例如园艺，是线性和非线性动作的结合

　　如果你想要改进的日常活动更多的是非线性类型，那么就按照非线性活动概述的思路来练习。多练习体式之间的转换，以不同的方式进行转换，每天改变你训练的顺序。在这个非线性的，日常的活动中进行转换。你怎么能以不同的方式从一种活动过渡到另一种活动呢？这些是使用识别、区分和整合的概念来避免活动中受伤以及如何更加擅长活动的例子。

　　请注意，你如何使用本书中的概念取决于你的意图。我们所展示的大部分内容都是为了给你一个更灵活、更健康、适应能力更强的神经系统，让你在生命中保持活跃。如果你的意图是让神经系统平静下来，或者集中精力，那么你就不会区分过多。你可能会放慢你的动作，或者将体式保持更长的时间，你的注意力集中在你身体发出的信息上。虽然这些训练和意图与我们在这本书中介绍的训练一样宝贵，但这不是我们的重点。我们在这里介绍的重点是让你在没有受伤的情况下保持活跃，在你的生活中享受你的活动。

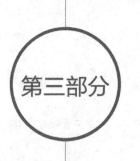

第三部分

终生健身的姿势

8
意图和联系

瑜伽疗法提供了途径和视角，你可以从中探究你与自己、他人和更大整体之间的关系。充分发掘你的意识和领悟潜力，可以解决生活中的疑问。然而，意识是一件有趣的事情，尤其是当你试图获得更多意识的时候。你怎么才能使无意识变成有意识？瑜伽疗法提供了观察你的思想、信念和习惯的结构。当你用瑜伽训练将意识带到你以前未注意的方面时，你就有机会将以前的无意识改为有意识选择。这种伴随意识和意图的尝试可以改变你在瑜伽练习和日常活动中的体验。

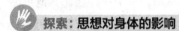 **探索：思想对身体的影响**

❶ 以山式站立。确定你现在的感觉基准。首先要注意到你的身体在挺直站立时是如何组织排列的。你可以通过观察骨骼关系来达到此目的——注意你的脚与骨盆的关系；你的骨盆与脊柱和脚的关系；你的脊柱与脚和头的关系；以及你的头与你的脚、骨盆和脊柱的关系。注意让你的呼吸处于自然状态，而不是试图改变它。感应心跳的节奏。

❷ 现在，想想你生活中令你感到消极的某个人或某件事，或者想到过去痛苦的经历，注意你的身体是如何在这种负面的输入下重组的。检查上一步提到的所有方面，看看发生了什么变化。

❸ 回到山式。现在想想给你带来希望、灵感的人或事，或过去给你带来巨大喜悦的经历。请注意你的身体是如何在这种积极的输入下重组的，再次使用步骤 1 中的检查点以及任何其他方面的观察。

❹ 现在选择任何一项你喜欢的运动。你可以尝试一些简单的东西，比如从地上捡起一些沉重的东西，比如一篮子衣服。想想消极的回忆并做运动。如果你用的是洗衣篮，把它捡起来再放下。想想积极的回忆，重复同样的动作。

这项练习是否帮助你发现你的思想有强大的能量？你注意到你的积极想法比消极想法更能支持你的练习或行动吗？你的思想创造你对现实的感知的一个重要部分。当你开始弄清楚你的思想是如何影响你的生活体验时，你可以通过意识和

意图的训练来更有意识地选择你的想法。意图的力量可以支持和增强生活中的所有活动。

意图是什么

意图仅仅是一种行为，就是为你做某事的原因命名。它回答了这些问题：目的是什么？以什么态度？用什么方式？意图通常构成了一个更浅显目标的基础。例如，一个目标可能是稳固你的腹肌，而与此相关的意图可能是支持脊柱健康，更精通功夫，或者平衡你的腹腔神经丛的能量。

当人们练习瑜伽的时候，他们的意图是独特的。以呼吸为例，无论你尝试以哪里呼吸，肺部都会膨胀（达到不同的效率水平）。然而，如果你的意图是呼气进入胸腔，吸气时胸腔扩张和呼气时胸腔收缩的典型感觉就更明显。如果你打算在训练中探索你内心的能量，那将创造出一种不同的体验，例如一种强烈的心跳感、胸部的温暖感或身体更轻盈的感觉。

参与不同风格的瑜伽会产生各种各样的体验或意图，其中一些会比其他更能引起共鸣。通常，当人们说他们喜欢某种特定的瑜伽风格时，这意味着他们有意识或无意识地与这种风格的意图或与老师分享给课堂的个人意图保持一致。

在古代和现代，人们都陷入了两极分化的争论，争论一种方式或一种训练意图如何比另一种更好。我们的观点是，瑜伽是广泛的并可以包含多种意图。从业人员必须确定自己的训练意图，以便获得能力。从此处认真考虑，创建一个明确、有目的的与瑜伽治疗训练的个人关系会变得更容易。

在瑜伽课程中，人们经常建议练习者在训练的开始就设定一个意图，但是如何设定一个适合你个人需要的目标这一过程并没有得到充分的探索。把意图看作是行动背后的激励因素、目的或意愿是有帮助的。意图将你思想的强大能量转化为行动，创造一些决定你生活体验的原因和结果。当你来到你的瑜伽垫上，意图会指导你的训练体验。如果没有老师或参与者的意图，一系列的姿势只是串在一起的几种姿势。没有个人意图与呼吸的结合，瑜伽姿势只能是美化的健美操。然而，当我们以明确的意图展现一种姿势时，它就变成了行动和目标的结合。这种行动和目标的结合意味着，可供实践的潜在意图与人类经验一样是多层面的和多样化的。

当我们第一次开始练习瑜伽时，我们的意图可能倾向于表面的东西，而不是精神的层面。我们仅仅是常人，对良好外表和感觉上的追求激励着我们去做一些很好的事情（有时甚至不是很好的事情）。人们很容易贬低表面动机，比如发展"硬腹肌"或"瑜伽臀"，认为它们没有那么重要，但这些渴望是真实的，我们必

探索：设定意图

❶ 花点时间想想你为什么要读这本书。从一开始，是什么促使你阅读的？是什么让你持续阅读？到目前为止，你所学到的知识是如何支持你积极生活的目标的？

❷ 问问你自己，你有什么目标来创建一个个性化瑜伽治疗训练？这可能需要时间来缩小范围，但当你这样做时，在指定目标时要尽可能地具体。

❸ 一旦你指定了你的目标，想想为什么它对你来说很重要。继续问自己"为什么"，直到你发现一种有意义的功效，它将你和目标的强烈感联系在一起。看看你能不能把它缩小到一个词或一个概念。当你找到它的时候，把它写下来。

❹ 把这个概念或词应用到你的瑜伽治疗训练中。看看它是立即产生反响，还是需要随着时间的推移加以改进。如果有必要的话，重新审视之前的步骤，直到你找到一个支持和提升你的目标的意图。

须把它们作为一个起点。我（克丽丝滕）20多岁的时候正在努力从餐馆工作过渡到办公室工作，压力很大，因此开始练瑜伽。我的身体习惯了一整天的运动，在被困在桌子上一年之后，我变胖了并第一次感到身体不舒服。瑜伽似乎是最简单的运动和减肥的方法。如果当时有人告诉我，随着时间的推移，我减肥的意图会转变成更有意义或更深层的东西，我可能会告诉他们，把他们的道貌岸然的观点放在一边。

幸运的是，我有经验丰富的老师指导我的训练，使我能够慢慢地发现隐藏在我表面目标中的强大功效。我减肥的更深层次的意图最终是为了创造更健康的工作生活界限，更好地照顾自己。最终，这些意图开始与我的人生目标中更大的蓝图联系起来，并指引我成为一名瑜伽治疗师。当然，我的道路是独特的，不会和你的一样，但它突出了当你利用通过训练学到的东西，把你的愿望和目标以及隐藏在其中的功效联系起来时，你的意图会如何随着时间演变。

建立联系

瑜伽体式最具挑战性的一件事是，它的许多重要体验都是内在的。为内部体验提供指导可能是一项具有挑战性的工作。引导一位单独的参与者去发掘不同的训练潜力，与其说是一套技巧或要点，不如说是一个探究的过程。这是一种艺术形式。

瑜伽提供的人的五层意识的结构或层次，是作为探讨和建立五种生命品质联系的指南。它们包括身体、能量、情绪、精神和灵性层面的体验。人的五层意识不仅仅是一个深奥的概念，你能感知到和感受到的是你自己的一些方面。当你通过有意识的训练创造出对人的五层意识的觉知时，你更能有意识地提炼自我意识和体验。

 探索：感知层粗略到细微

以舒适的仰卧姿势或坐直开始。尽你最大的努力培养一种对自己和你现在的体验充满好奇和善意的态度。

❶ 身体层。带着培养身体意识的意图审视你的身体。首先要注意你是如何躺在地上的。注意身体和地板之间的接触点。注意这些接触点是多么坚固或轻微。现在注意身体中与地板不接触的部分。想象自己躺在平衡木上。你更有可能掉到横梁的哪一侧？记下你注意到的事情。

现在，将注意力放在你的脚上，慢慢地向上移动，直到头顶。注意那些你感到紧张或放松的地方，以及你感到受限或轻松的地方。注意热或冷的区域，或需要关注或移动的区域。注意你觉得与之脱节的地方。注意你特别意识到的点。有哪些地方"和你交流"得比其他地方更多？记下你的感受。

❷ 能量或呼吸层。注意你的自然呼吸节奏。你能感觉到你的呼吸在你身体某些地方的运动吗？你能用你的呼吸觉知来更多地意识到你的能量水平吗？如果你闭上眼睛，你会看到与呼吸有关的颜色或图像吗？身体的某些部位是否感到有活力、充满生命力，还是感到精疲力竭、需要营养呢？这些与身体层的觉知有什么关系？记下你注意到的事情。

❸ 情绪层。审视你的情绪状态。首先是那些更明显、更直接的情绪，但也要给自己时间，看看潜在的情绪是否在等待浮现并被认可。你的呼吸感或能量和你的情绪状态之间有什么关系吗？你的情绪状态是如何反映在你的身体里的？记下你的感受。

❹ 精神层。把你的注意力转移到你的心智上。你的心绪是忙碌的，心烦意乱的，还是专注的？也许精神就在这些极端心绪之间。如果是，在哪里？你是否体验过清晰的思想或困惑？是否有一种内在的觉知感？记下你注意到的事情。

❺ 灵性层。现在要注意你是否能感觉到自己是一个更大的整体的一部分。你感觉到与比你更大的事物有联系吗？你是否受到这种联系的启发？如果你感觉不到它，你是否会感到冷漠，支离破碎，或者在某种程度上失去了联系？把你注意到的东西记下来。现在看看你是否可以连接这五层。花点时间回顾一下这些层是如何或是否相互关联的。你如何才能在体式训练以及日常生活中以这些意识更熟练地工作？

我们希望你对人的五层意识的探索给了你更多的存在层的感觉，现在你感觉到你被赋予了力量，在你的体验的身体、能量、情绪、精神和灵性方面建立联系。你注意到你的意识跟随着你的注意力了吗？

注意力和意识可以与一个强大并且有意义的体式训练相结合。当你把各种各样的体验引进身体时，你的能量、情绪、精神或灵性意识将发生相关的转变。相反的情况也是存在的：如果你在能量、情绪、精神或灵性意图上做出改变，那么身体就会重新组织自己（微妙地或明显地）来回应这种变化。这意味着你可以通过思想或身体引入新的意图。这两种方法的美妙之处在于，脱离任何一种方法都不是完整的。不管你是从思想上还是从身体上去追求它，这都不重要。重要的是，你能够更好地理解它们之间的关系，以及它们如何影响你的生活体验。

当瑜伽疗法帮助你解构并熟练地处理你在人类经验中遇到的存在层面时，你的瑜伽疗法就会变得更加全面。虽然我们只是在这里触及人的五层意识的潜力的表层，我们当然希望你用自己在身体训练中学到的东西作为催化剂，来探索你自己的其他方面。

付诸行动

我们组织了这本书的体式部分，以成为一个容易使用的学习指南。我们的目的是，你在每一个姿势中探索各种体验，并选择一个支持你为训练创建的个人意图。当你接触这些材料时，注意到每一种姿势都是从一组基本指导开始的，这些指导为你探索我们建立的其他五类身体意图奠定了基础：基本适应、灵活性、力量、平衡感和恢复。许多姿势体验可以被分配到多个类别。在这些情况下，我们已经尽了最大的努力将指令的细节与体式所要产生的差异化联系起来。一个类别的元素经常会出现在另一个类别中。当你探索的时候，享受建立这些联系的乐趣！

体式概述类别区分

基本适应

这个类别提供了调整后的基本姿势以适应你的身体情况。对于一些练习者来说，为了更好地适应潜在的结构性细微差别、损伤或可能阻碍你做基础姿势的健康水平，替代方案是必要的。即使你在基本姿势中受到限制，这些选择也可以帮助你识别在做特定姿势时可能养成的习惯。探索各种各样的体验将调整你对它们的感觉，并且随着你的训练的进展，你将能够更熟练地做出在任何特定需求或意图下最适合你的选择。

除了姿势之外，你还可以通过注意自己对不同生活环境的反应，将适应性的概念与日常生活联系起来。你对日常生活中的活动的习惯性反应是什么？在垫子上和在垫子外的反应一样吗？你能在一天中"尝试"不同的思维模式或观点吗？如何调整呼吸模式、内部对话或探索情绪范围内的细微差别，改变你对日常生活情境的体验？

 灵活性

这类选择的重点是培养你在特定姿势下区分关节活动的能力。人们对瑜伽的主要误解之一是瑜伽全部是与柔韧性有关的。诚然，有些瑜伽风格更注重静态伸展，而不是提供平衡和多样化运动训练。这本书是在这个领域许多新兴的指南之一，可以帮助我们创造一个更持续的瑜伽训练方法来支持整个身体系统的健康和长寿。

你可能会问，灵活性和柔韧性的区别是什么？柔韧性更多地取决于肌肉的长度。它可以是运动能力的一个组成部分，这意味着肌肉的长度可能会影响关节在特定范围内运动的能力。其他影响运动能力的因素包括我们在第5章中讨论的：关节结构、韧带松弛或紧绷、过去或现在的损伤以及心理学。当然，我们想让你们考虑的附加部分是神经系统——发展注意力的能力，将运动（神经）控制应用于不同位置的有区别的关节动作。将灵活性看作是一个平衡关节运动的方程，一个柔韧性、运动控制和稳定性的组合。与其为了柔韧性而工作，我们要求你把柔韧性放在更大的背景下，即它如何影响你的运动训练和整体运作的其他方面。当你在学习的时候，确保你在柔韧性方面所获得的收获与你实际控制某一关节运动范围的能力相关联。

除了这些姿势，你还可以通过考虑你的情绪变化，把你的行动意图和你生活的方方面面联系起来：你有多容易被感动？你能在与自己和他人保持联系的同时，感受到各种各样的情绪吗？你的想法如何？你的精神状态是否敏捷并且适应性强？你能用一种真实的存在感和自由的思维来驾驭你生活的不同方面吗？

 力量

这一类的选择集中在关节稳定性、核心觉醒、姿势控制、放松拮抗肌和恢复稳定肌。在这里，我们介绍使用墙或辅具来帮助唤醒肌肉活动体验、增加重量或增加重复次数。有些选择会需要静态力量，而其他选择将侧重于动态力量。

除了这些姿势，你还可以通过做一些必要的事情来达到你的目标，将力量与日常生活联系起来，哪怕在遇到困难或挑战别人对你的需求和期望的时候。注意在紧张的情况下保持情绪平衡的能力，或表达你的想法，即使它们可能与大众的想法不一致。这些以及其他微妙的适应需要强烈的自我意识。

平衡感

这个类别关注于在静态和动态位置保持直立的能力。这个选择探索由关节、眼睛和内耳向大脑发出的信号。我们经常通过引入非对称和交叉身体的运动模式来实现这一点，这将挑战身体的感官系统。当你探索这个类别时，记住平衡不仅仅是用一只脚站立！这是一种可以在两只脚上以及除了站立以外的其他方向上发生的事情。

除了这些姿势，一个平衡的生活方式需要练习，尤其是在忙碌的现代社会。你可以将平衡的意图与你安排工作、休息和休闲时间的方式联系起来。你可能会注意到保持能量水平平衡的某些要求，你既不会过度活跃，也不会精疲力竭，也不会过度久坐、懒散或无精打采。平衡的头脑或情绪状态能够使你表达清晰，充满兴趣和多样性。它还实现了接受内部和外部环境与采取行动来改变需要做出变化的事物之间的协调。

恢复

在这个类别中的选择关注于更被动或放松的姿势和呼吸探索的变化。它们的目的是帮助身体放松，减少神经系统对刺激的反应。这是通过使用辅具支撑身体和产生释放来完成的。在探索本部分时，请将这些变化看作是帮助你放慢速度和放松的选择。你可以用它们来帮助身体从剧烈的活动中恢复过来，帮助身体和大脑为睡眠做好准备，在生病的时候提供支撑，或者在有压力的时候帮助大脑平静下来。

除了这些姿势，你可以通过考虑你在任务之间花费的时间，或者你给自己反思和吸收日常情绪和经历的空间，将恢复的意图与你生活的其他方面联系起来。一般来说，你多长时间休息一次？请记住，休息可以不同于睡眠；睡眠只是休息的一个组成部分，尽管是一个重要的组成部分。在探索恢复期时，你可能会特别注意到一种与自身之间微妙而安静的联系。

关节区分

一个熟练的、个性化的瑜伽治疗计划要求练习者知道他们的关节是如何移动的。下一节介绍位置微序列，旨在提高基本关节运动的意识。用心地参与序列训练应该有助于在更复杂的姿势或活动中提高本体感受和一般的关节位置意识。开始时要慢慢地做，并把重点放在细节上。当你把它们分解的时候，你会注意到它们与你日常生活中的很多活动有关。

这些序列与其他方向（如坐式、桌式或站立式）很好地结合起来作为意识建设训练。把这些序列作为一个基础，让你可以在你的姿势体验中更清楚地理解你的选择。一旦你熟悉了关节的区分，你就可以用它们作为温和的热身或低强度训练，甚至可以在压力大的时候自己练习，以通过温和的运动来促使调节神经系统。

从全局视角看，这些序列提供了一个框架，从这个框架中，你可以更清楚地了解你的神经系统、关节、肌肉和筋膜是如何一起工作的。当你放慢探索的速度并注意你是如何做的（识别），你将在训练（区分）和你的日常生活和活动（整合）中开启新的运动选择。这意味着首先要注意那些明显的感觉，随着时间的推移，以及瑜伽疗法的进展，那些不那么明显的感觉也会变得更加敏感。

在前几章中，我们讨论了放慢动作对增强学习的重要性。放慢速度，关注和感知关节移动的微妙方面可能比听起来更困难，特别是当身体反映了你经历的精神或情绪时。我们遇到的许多人都会因为放慢脚步和注意力而受到某种程度的挑战。这包括新手和有经验的瑜伽练习者，他们可能已经养成了一种习惯，在训练中无视或放大一些更微妙的关节反馈而不感受。抵制新的意识水平和随之而来的潜在变化是正常的。同样，当你试图为你的神经系统选择合适的挑战时，对自己要有耐心，这样即使是在努力的时候，你也会在探索的过程中感受到好奇心、轻松和接受的感觉。

本节中的运动探索提供了对身体主要关节的健康运动范围的潜在认识。上下肢体的前几个序列是躺着完成的，这是有目的的。当你躺下的时候，你不必用习惯性的肌肉姿势来支撑自己，所以以新的、非习惯性的方式运动更容易。当你站着的时候，大部分神经系统都已经参与了，因此让神经系统重新调整或者引入新的运动会变得更加困难。

如果你以仰卧的姿势（膝盖屈曲或伸直双腿）开始和结束每一个序列，那么躺下也在探索前后提供了一个有效的检查机制，以注意到关于你如何感知自己的训练的影响。位置检查提供了更大的洞察力，使你深入了解在每一组运动中身体和头脑中发生的小变化。

一旦你在一个躺姿上区分出了关节，你就可以在其他更高身体要求的位置上区分相同的运动模式。例如，你也可以站着完成脖子序列，虽然你可以使用相同的肌肉组合，但是你的躺姿方式和站立方式的体验是不同的。

仰卧颈部序列

当你尝试仰卧颈部序列时，注意头的后部与地板的接触点的变化。你可以从一个部分仰卧的位置开始整个序列，屈曲膝盖并将脚放在地板上，或从完全仰卧的位置开始，将双腿平放在地板上。

屈伸运动：吸气时将下巴远离胸部，朝向天花板（a）。呼气时将下巴拉回胸部（b）。重复5~10次。

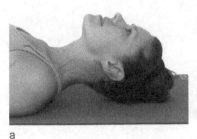
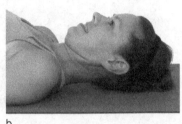

a   b

旋转：吸气时颈部向左转动。呼气时头部回到中间位置。吸气时向右转动。呼气回到中间位置。重复5~10次。

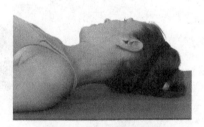

侧屈：吸气时将右耳向右肩低垂。呼气时将头部送回中间位置。吸气时将左耳向左肩低垂。呼气时回到中间位置。重复5~10次。

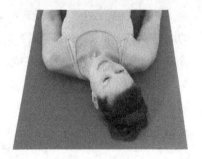

小圆圈：在空气中用鼻子顺时针画小圆圈。注意头部和地板的接触点的变化。重复5~10次，然后朝相反方向画圈。

数字8：在空气中用鼻子画出数字8。注意头部和地板的接触点的变化。重复5~10次，然后朝相反方向移动。

仰卧肩部序列

你可以从膝盖屈曲、脚放在地板上的仰卧位置，或在地板上伸直双腿仰卧来执行这个序列。当你开始尝试时，要注意脊柱。当肩膀移动时，对比脊柱随着肩膀移动和让脊柱保持不动的感觉。

屈伸运动：从手臂在身体两侧的活动开始，手掌面向地板，离地几厘米（a）。吸气时将双臂向上抬起至双耳旁边（b）。呼气时将手臂向下放在身体两侧。重复5~10次。

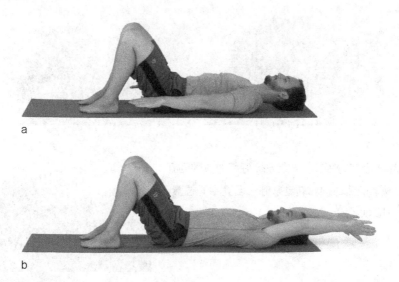

内外侧旋转：将双臂抬至两侧与肩同高，肘部屈曲90度，前臂和手掌面对前方的墙壁（a）。吸气时旋转前臂朝向地板（b）。上臂伸直，肘部在整个运动中屈曲90度。呼气时返回起始位置。旋转前臂，双手朝向耳朵、前臂朝向天花板（c）。重复5~10次。

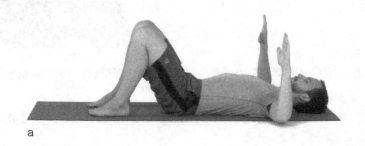

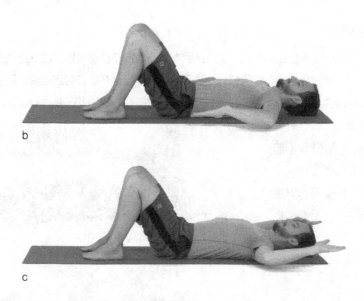

b

c

伸长和收缩：向天花板伸直双臂，双臂分开，与肩同宽，掌心相对。吸气时双臂向天花板移动，将肩胛骨分开（a）。呼气时，肩胛骨向地面和另一侧滑动（b）。重复5~10次。

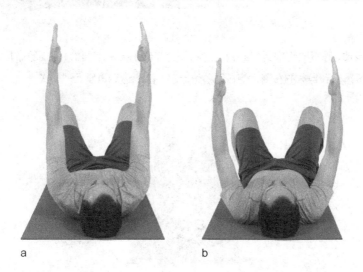

a

b

天使之翼：开始时手臂置于身体两侧，离地板几厘米远，手掌朝向地面。打开肩部，手心朝上，手臂平移至肩部呈一条直线，然后上举至双耳旁边。保持手臂伸直，将手伸向天花板，并将它们带回到身体的两侧。重复5~10次。然后倒序进行：开始时手臂在双耳旁边，掌心向上，当你把肩部闭合的时候，伸展双臂到两侧，接着把手掌转向地面，把手臂放回身体的两侧。

仰卧骨盆序列

虽然本序列的重点是移动骨盆，但仰卧版本中要求你在移动时也要注意整个脊柱和地板的关系。当你从一个膝盖屈曲且脚放在垫子上的仰卧位置开始骨盆运动后，你也可以尝试腿伸直或脚掌并拢，膝盖向两侧打开。看看不同的髋部位置如何改变你的体验。

后倾和前倾： 吸气时慢慢地将骨盆前部向脚（前倾）转动，在腰部和地板之间创造空间（a）。呼气时将骨盆前部向头部（后倾）转动，将腰部贴到地板（b）。重复5~10次向前和向后运动。

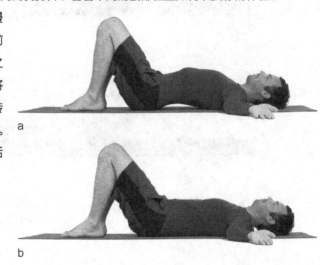

a

b

两侧运动： 呼气时将重量移到骨盆的右侧，左侧稍微从地面抬起。吸气时回到中心。呼气时将重量移到骨盆的左侧，使右侧稍微抬起。两侧运动重复5~10次。

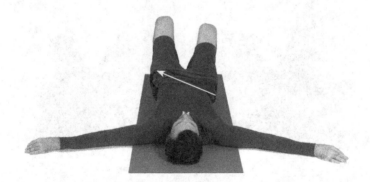

圆形： 想象你的腰部有一个圆圈，圆圈底部在骶骨顶端，圆圈顶部在肚脐下方。使骨盆沿着想象的圆圈向前、向后和向侧面移动。重复5~10次，然后沿着相反的方向沿圆圈运动。

现在使你的圆圈变小或者更大，注意这会如何改变你的运动。将焦点切换到身体的前部，想象你正在用肚脐在天花板上画一个圆形。当你专注于身体的前部而不是身体的背部时，运动或意识会如何改变？

脊柱序列

本系列的重点是处在下弯、跪姿和腹部向下的位置上的脊柱关节。慢慢地做动作，同时把每个脊椎骨想象成一连串珍珠，每颗珍珠都在准备好的时候移动。当你尝试做这个序列的时候，看看你在进入和离开这些姿势时，是否能专注于在脊柱中创造出一个流畅的运动。

桥式：以仰卧的姿势开始，膝盖屈曲，双脚放在垫子上，手臂放在身体两侧，手掌向下并轻轻地压在地板上。双脚分开，与髋部同宽，置于膝盖下方。

吸气时提升骨盆，离开地面。继续运动到脊椎中部，让脊椎骨一个接一个地离开地面。当骨盆与股骨在一条线上时，停止运动。

呼气时倒序运动，从脊柱中段开始，回到地面。身体平贴地面后，让骨盆的前部向脚的方向转动，在腰部和地板之间创造一个小空间。重复5~10次。

猫牛式：四肢着地，双手放在肩膀下，膝盖位于在髋部下方。两膝之间保持距离。

呼气使骨盆转动至身体下方，接着移动脊柱中部和颈部，慢慢地形成圆形。双手按压地板，以帮助肩胛骨在脊柱运动至顶部时分开（a）。

吸气，倒序运动，慢慢地将骨盆、脊柱中部和头部向相反方向移动连接成下腰式（b）。重复5~10次。

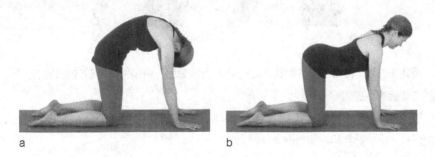

a

b

眼镜蛇式：以腹部朝下的俯卧的姿势开始，腿在身体后面放直。屈曲肘部，使其与躯干保持在一个平面上，手掌轻轻地按压垫子，位于肩部的正下方。

吸气时抬起胸骨，慢慢地将身体前部从地面上剥离，使颈部与脊柱的其他部分呈一直线。

呼气时要慢慢地把身体的前部降回到垫子上。重复5~10次。

仰卧足部，腿部，髋部序列

这个序列的重点是核心稳定下的对侧踝关节和髋关节运动。当你尝试它的时候，保持骨盆两侧的同等重量（臀部两侧都在地面上），当你通过髋关节移动的时候，激活核心，保持骨盆的稳定性。指导说明提供了瑜伽带，但该系列也可以用双手进行。没有瑜伽带的支持，需要更多的关注和核心稳定性。你可以一步一步地探索这个序列，在每次练习中从一条腿交替到另一条腿，或者一条腿完成整个序列运动，然后换另一条腿进行。

跖屈和背屈：双膝屈曲，双脚放在垫子上，以倾卧的姿势开始。

将左膝靠近胸部，并将瑜伽带放置在左脚前掌上，每只手握住一端。当你把左腿抬向天花板时，拉紧带子。肩部保持放松，并由垫子支撑。

当你把脚尖方向离开胫部（跖屈）时，通过踝关节发力（a），在瑜伽带的辅助下，将脚朝向胫部（背屈）（b）。重复5~10次。

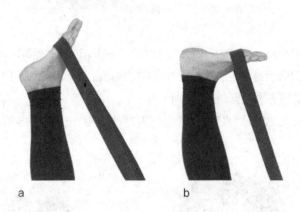

a   b

反转和外翻：将带子向下移动到足弓处。侧转脚踝，使脚的外侧朝向右腿的外缘，使脚的内侧远离腿的内侧（外翻）（a）。

返回中心，并将脚的内侧边缘朝向内腿线，并使脚的外侧远离腿部外侧（反转）（b）。重复5~10次，分别移动到两侧。

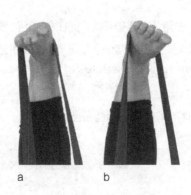

a   b

脚踝圆圈：把带子放在脚前掌上，继续轻轻拉紧它。用脚踝画圈，探索勾脚尖、绷脚尖和一边到另一边的动作是如何结合在一起来创造旋转的感觉的。重复5~10次，然后向相反的方向画圈。

臀部圆圈：把带子放在足弓上，继续轻轻拉紧。关注于股骨与骨盆的连接部位。随着移动，使用瑜伽带引导髋关节做画小圆的动作，保持骨盆承受同样的重量。重复5~10次，然后向相反的方向画圈。

腿部伸展变化1：屈曲左膝，并将其移向胸部（a）。将瑜伽带放在足弓处，当你伸直膝盖，把脚抬到天花板上，继续轻轻拉紧它。当你开始感觉到腿后部的拉长时，停止伸直膝盖（b）。在这里暂停动作，呼吸几次，不要再伸直膝盖，也不要继续将腿向自己拉得更近。

几次呼吸后，用膝盖屈曲的程度以及腿拉向躯干的距离作为参考来做练习，根据身体的需要进行调整。坚持1~2分钟。换另一条腿重复进行。

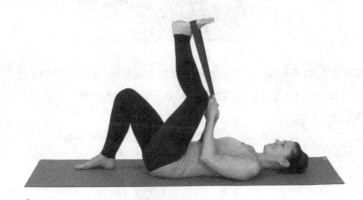

a

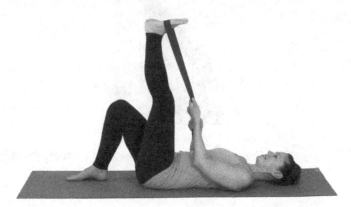

b

腿部伸展变化 2：左腿向上，从腿部伸展变化 1 式开始。将腿向左侧打开，保持骨盆承受同等重量。

拉紧瑜伽带，以支撑腿部的重量抵抗重力，并将腿稍微向耳朵方向提拉。

要获得更多的支持，请将瑜伽带握在右手中，用左手帮助支撑腿部。坚持 1~2 分钟。换另一条腿重复运动。

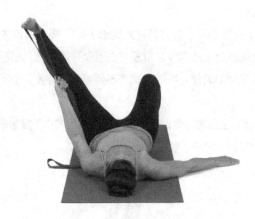

腿部伸展变化 3：左腿向上，从腿部伸展变化 1 式开始。当你把左腿拉过身体的中线时，保持骨盆承受同等重量。拉紧瑜伽带以帮助支撑腿部的重量。坚持 1~2 分钟。用另一条腿重复运动。

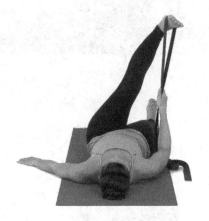

你已经区分了你的关节运动，现在可以通过进一步探索核心继续为下一章做准备。

死虫子动作序列

该简短的核心唤醒序列将骨盆稳定与髋关节和肩部的移动性相结合。从膝盖屈曲90度的姿势开始探索。一旦你能够在运动中保持骨盆稳定并且保持腿部弯曲，你就可以通过伸直双腿使这一序列更具挑战性。只有当你能够使骨盆承受同等的重量并且在第一位置激活核心的时候，才能增加挑战。

静态： 以膝盖屈曲，脚放在垫子上的仰卧姿势开始。手伸向天花板。一次一只脚离开地板。股骨在骨盆正上方，小腿与膝盖对齐。保持30~60秒。

提示： 也可以在膝盖屈曲的情况下完成流动的死虫子变式，静态姿势变化或腿长如图所示。

流动姿势变化1： 从基本位置开始。吸气时左腿向下，不要碰到地板，右臂向上靠近右耳。呼气使手臂和腿回到起始位置。重复，左右侧交替进行5~10次。

流动姿势变化2： 从基本位置开始。吸气，将右臂向右侧外展，左腿向左侧外展。保持腹部紧绷，并尽可能地向外伸展，同时保持骨盆承受同等重量。呼气时将手臂和腿回到起始位置。重复，左右侧交替进行运动5~10次。

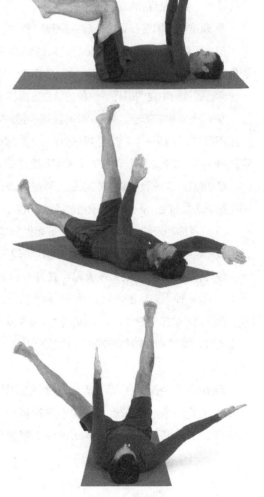

流动姿势变化3： 从基本位置开始，右臂和左髋部同时画圈，重点是肩关节和髋关节在小范围内移动。重复5~10次，换相反的手臂和腿，然后向相反的方向移动。接下来，手臂和腿向相反的方向移动（例如手臂向右转，腿向左转）。用另一侧重复运动。

探索：主动中立的脊柱

这一探索层在先前突出说明的概念中创建了一个新概念，称为主动中立。在接下来的章节中，主动中立的提示被融入许多运动指导中，所以在你将它应用于瑜伽姿势变式之前，我们将在这里探索它。

❶ 从站立开始，双脚与髋部同宽，手臂放在身体两侧。将能量由手臂和手指带向下方。将自身重量均匀地分配在每只脚的三个点上——大脚趾底、小脚趾底和脚跟中心。

❷ 通过卷起和展开骨盆来感受腰部的曲线。你能够不通过脊柱过分弓形（后弯）或过度弯曲（前屈）来做到这一点吗？把一只手放在腹部前面，另一只手放在腰部。你能感受到两只手的张力相等吗？这是一个你已经找到中立的指标。想象由核心支撑的脊柱的自然曲线。

❸ 吸气到你的腹部，有意识地将呼吸带到下腹部。保持你的呼吸，吸气拉回脊柱，形成一个轻微的腹部收缩。你能做到这一点而不后弯或前屈吗？如有必要，请在第 7 章回顾腹部收缩。

❹ 重复几次呼吸和轻微的收缩，屏住呼吸，感受稳定的收缩和腹部压力的变化。继续想象腹部收缩下的脊柱的自然曲线。

❺ 一旦你感知到如何做这件事，试着做同样的事情而不屏住呼吸。当你保持一个轻微的腹部收缩时，你能呼吸进入胸腔和腹部吗？

❻ 当你继续进行胸式呼吸和腹式呼吸时探索不同层次的腹部收缩。试试 25%、50%、75% 和 100% 的收缩。哪一个层次可以让你发现自己直立，强壮，连接到你的核心，支持脊柱的自然曲线，而不是支撑太僵硬或太软，或没有支持？你的身体如何平衡努力和放松，同时保持主动中立的站立姿势？

现在你已经探索了练习瑜伽的个人意图，解构了瑜伽体式的潜在身体意图，区分了关节动作，并探索了主动中立的概念，你已经准备好在下一章继续瑜伽体式的探索了。准备好在瑜伽体式训练中继续你的识别、区分和整合之旅吧！

9
脊柱运动姿势

本章将识别、区分和整合的原则应用于常见的瑜伽体式中。我们将从与脊柱运动有关的四种类型开始：前屈、后弯、侧弯和扭转。瑜伽治疗师在探索更复杂的体式之前，需要区分脊柱是如何运动的。你从前四种类型中学到的东西本身就很重要，当你将它们与后四种类型变式的差异化联系起来时，它就变得更加重要了：核心、站立、平衡和髋部。这些类别中的许多姿势变化包括在特定体式范围内探索脊柱运动的选择。

当你探索这一章时，试着以一种好奇的态度对待每一种姿势。如果可能的话，远离价值判断（比如好的或坏的）。如果你的第一反应是强烈的喜欢或不喜欢，尽你最大的努力超越表面的反应，并根据你的需要和学习潜能来揭示它的真正含义。换句话说，要好奇——而不是简单地相信——你最初的反应。可能你喜欢的或者令你感觉良好的动作是巩固现在习惯的练习。看看你能不能做得比喜欢或不喜欢的程度更进一步，看看你是怎么做的，以及你做出什么不同的练习方式选择。

识别过程概述

不同姿势识别过程是相同的。这意味着我们期望你从自上而下（思维、外部焦点、对齐、身体位置）和自下而上（内部感觉、直觉运动、感觉）的角度来探究你所做的姿势。为了减少冗余，我们不会在每个姿势开始时重复识别。请记住使用它！完成姿势变化后，重新进行识别过程。这为更好地理解你的运动模式提供了机会，后者将融入整合过程。

让我们来看看对于每个姿势的识别过程是什么样子的。

自上而下

- 做这个姿势。注意身体上的选择，进行动作的"方式"。如果有必要的话，多做几次，开始辨别这个特定姿势的外在习惯。
- 你是从什么位置开始运动，以完成动作？
- 再回到原来的位置？

- 你在身体上有什么感觉？在哪里感受到的？
- 在这个姿势中，你是如何感觉到你的骨骼排列的？你的脚、骨盆、脊柱、肩膀和头部如何彼此关联？
- 你感觉到多大活动力度？你身体的哪个部位感受到放松或自由？
- 你有多么稳定？你感受到哪个部分的肌肉参与？
- 当进入、保持、结束姿势的时候，你对骨盆和核心的意识程度有多少？
- 当进入、保持、结束姿势的时候，你是如何利用呼吸的？
- 在长时间保持和短时间保持时，你是如何呼吸的？
- 记下你注意到的和学习到的。

自下向上

- 做这个姿势。关注在进入和结束时你的感受。
- 如有辨别姿势的内在习惯的需要，重复它。
- 你对这个姿势的态度是什么？来源于哪里？是你带着这种态度做动作，还是做这个姿势产生了这种态度？
- 你对这个姿势的情绪反应是什么？只有一种情绪还是情绪会随着时间改变？
- 这个姿势向你展示了你的心理素质吗？例如，你是专注的、不安的、平静的、激动的，还是心烦意乱？保持姿势一段时间会改变你的心理素质吗？
- 当你做这个姿势的时候，你浮现出了什么想法、声音、画面或颜色？
- 你在姿势中感觉到能量在哪里移动或苏醒？在哪里感到停滞或迟钝？
- 如果你暂停对姿势的条件反射或期望，什么意识是可能出现的？
- 记下你注意到的。

区分过程概述

在每种类型或姿势上，区分过程通常都有相似之处。当它们与我们正在探索的类型或姿势不同或更具体时，相关信息将在该部分的开头通过探索练习被提供。这些一般的区分可以适用于大多数姿势。

区分呼吸

- 呼气时做动作，吸气时结束动作。现在尝试反过来。
- 尝试将呼吸集中在胸腔或腰部和腹部，而不是将两者连接起来。

- 尝试延长吸入和呼气时长，代替更自然和容易的呼吸节奏。
- 尝试在姿势的不同阶段进行一个完整的呼吸周期。换句话说，进入姿势时做一次完整的吸气和呼气，保持姿势时再做一次吸气和呼气，离开姿势时再做一次吸气和呼气。
- 尝试使用呼吸节奏来减慢或加速进入、保持和离开姿势。

区分并连接部分到整体

- 你在不同的姿势变化中是如何使用脚和腿的？你的骨盆在什么位置？这与你的脊椎和髋部的位置有什么关系？
- 你在不同的姿势变化中是如何使用你的肩膀、手臂和手的？你的肩膀在什么位置？
- 你如何使用你的下巴、脸或眼睛的？
- 当你专注于身体的正面而不是身体的背面时，你的体验会发生什么变化？如果你把注意力集中在身体前后的关系上呢？
- 你花了多少力气？哪里需要努力或帮助？在哪里放松是必要的或是有帮助的？努力与放松之间的平衡是什么？

区分多种意图

- **精力充沛**：专注于能量移动。哪里有自由流动的感觉？在哪里觉得卡住了？身体上的选择是如何移动或改变能量意识的？
- **情感**：专注于这个姿势给你带来的情绪。注意它们是否在姿势中变化。
- **心理**：专注于利用内心的注意力、冷静和冥想的心态。
- **精神**：专注于诸如接受、屈从或自由等品质。

整合过程概述

整合过程大多需要你回到识别过程中看看你已经学到了什么，然后需要你将学习内容应用到你喜欢的活动中。即使我们没有在每一种类型或姿势变化后提醒你，但记住，这取决于你消化通过体式探索而获得的学习内容，以便你能够将它融入日常生活。

整合关注点

- 返回到识别过程中。对于这种特定的类型或姿势，你有更好的选择或体验吗？你知道自上而下或自下而上的什么组合的方法可能适合你的意图？

- 关注你生活中的所有活动，看看哪种类型或姿势适用。在哪里有帮助？在哪里没有？你从探索中获得的意识如何帮助你在日常活动中做出更综合的选择？

当你应用识别、区分和整合的概念时，你将注意到本章提供了大量关于区分的工作。当你进行区分练习时，你可能会注意到过多的区分会令人感到困惑或沮丧。没有足够的区分，你的动作可能会保持原状或成为习惯性。试着在挑战和超出自身负荷之间保持平衡。通常，你必须仔细拿捏才能找到适合你神经系统的均衡。

虽然我们很乐意为你提供每一种瑜伽体式的所有可能的姿势变化，但我们受限于书面形式。在此背景下，我们将尽最大努力提供示例，你可以使用这些示例来构建一个基础，以便继续进行探索。当你区分了我们提供的所有姿势时，我们希望你将使用这个框架与其他的、可能是在这本书的范围之外的姿势变化和动作结合，并创造一些你自己的独特的姿势变化形式！

前屈

无论你是经验丰富的瑜伽练习者还是新手，脊柱屈曲都是一种熟悉的运动模式。我们在子宫里身体屈曲着度过生命的前9个月，随着年龄的增长，我们又开始屈曲。从出生到死亡，屈曲是人类生活的主要运动方式之一。

现代社会让我们定在汽车、椅子、桌子和电子产品面前。许多人由于工作和其他日常活动所需的坐姿而陷入脊柱屈曲的状态。这导致很多人的胸椎和颈椎呈C形曲线，头部前倾，通常伴随骨盆后倾。当一个人整天处于弯曲状态时，它就成了一种姿势习惯，会对身体的所有系统造成严重破坏。

留意你在日常生活中经历了多少脊柱屈曲。一旦你意识到了这一点，你就可以开始区分那些可选择的姿势，而不是整天待在一个位置上。如果你在工作时不能改变你的坐姿，尽量站起来，尽可能地移动。如果你被困在椅子上，你可以把脚在桌子下面伸出（见第7章中与网球探索相关的内容），也可以在一天中尝试展开身体的前部。为了帮助平衡过度的脊柱屈曲，你也可以适当调整本章概述的脊柱的运动，并在你的办公桌上做运动。无论你能做什么，在你的工作环境范围内增加各种运动都是有帮助的。

最近，瑜伽界一直在争论脊柱屈曲是否有益，特别是在面向大众的瑜伽课上。有些老师主张将脊柱屈曲完全从运动列表上删除，而另一些教师则主张将其修改到极大地限制运动的程度。我们倾向于中立态度，并认为如果脊柱不打算弯曲，则不会弯曲。如果你的身体因为前屈而过度疲劳，那么我们建议减少前屈量，同时探索本节中前屈的区别,以便更好地了解哪些姿势变化是有益的,哪些姿势变化是没有帮助的。

如果你不确定要做到多大程度,或者如何努力尝试这些变式,那么宁少勿多。它不是关于触摸你的脚趾,让你的头碰到你的膝盖,甚至能够做最困难的姿势变化的问题。它是关于辨别你的习惯,并对其有更多的回应。它是关于在相同的体式中引入不同体验的选择,同时继续智能地识别和应对可能会出现的限制。把做一次全面而温和的瑜伽治疗训练作为你脊椎的预防性护理,试着把它融入每天的课程。

当你对自己的姿势习惯有了更多的了解,你就能对自己在这个世界上的定位做出更有意识的选择。正如你将看到的,在这一章中我们提供的脊柱运动,许多都与日常生活活动有关。在本章的探索中记下你的体验。这将让你随着时间的推移追踪你的意识,并更好地了解你的瑜伽疗法是如何发展的。

 探索:前屈

❶ 双脚与臀同宽站立,手臂放在两侧,脊柱处于主动中立状态。稍微屈曲膝盖。保持头部、肩膀、骨盆和脊柱在一条线上,当你专注于前屈时,需要一定的核心支持。

❷ 把手放在大腿、小腿或瑜伽砖上。膝盖可以保持屈曲,以保持一个小的腰椎曲线。只有尽可能低,才能同时保持脊柱的主动中立。

❸ 现在倒序运动,随着你从髋部折叠回到站立姿势时保持脊柱主动中立。

❹ 重新以站立姿势开始。从头部和脊柱上部开始前屈,向地面靠。随着你持续向下移动保持膝盖屈曲,脊柱逐节地朝向地板。

❺ 颠倒动作顺序慢慢回到站立姿势,以骨盆卷曲向下形成一个后倾开始。当你向后连贯运动时,试着利用核心支持。

❻ 重新站起来。随着你向前屈曲,保持头部、颈部和脊柱在一条线上。在髋关节屈曲的末端,慢慢地让脊柱上部朝向地面和腿部。膝盖可以稍微屈曲以适应你可能在骨盆或腘绳肌活动上遇到的任何限制。

❼ 倒序运动,回到站立姿势,在臀部向上抬起之前,脊柱从圆形变为主动中立。

❽ 既然你已经区分了前屈的这些方面(专注于脊柱和髋部以及两者结合),你能感觉到开始前屈的不同意图是如何改变你的体验的吗?

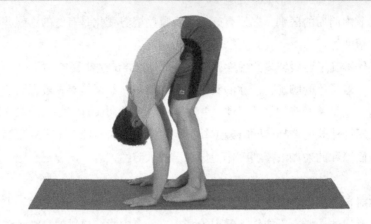

❶ 双脚与髋同宽站立，手臂垂直放在身体两侧，脊柱保持主动中立位。轻微屈曲膝盖，卷起或展开骨盆以找到一个合适的腰椎曲线。

❷ 从髋部向前折叠，伴随呼吸腹部轻微地收缩以保持脊柱在主动中立位状态向下。如果需要的话，回顾第 7 章中的腹部收缩呼吸训练。

❸ 当你屈曲脊柱的时候，把手放在大腿、小腿或地板上。以身体所需要的膝盖屈曲程度来进行运动。

❹ 保持 30~90 秒。

提示： 在进入前屈之前，一些人需要卷起（向后倾斜）骨盆，另一些人需要展开（向前倾斜）骨盆，以找到适合他们身体的腰椎曲线。如果你需要回顾这个基本的运动模式，请重温第 8 章中的仰卧骨盆序列。

 基本选择

部分进入： 从基本位置开始，保持双手或前臂放在大腿上，并采用更深程度的膝盖屈曲姿势（a）。

腿小距离基础： 并拢双脚双腿（b）。

双腿分开： 双腿分开 61~69 厘米站立。脊柱可以保持主动中立位或呈弧状，有或没有瑜伽砖均可（c）。

手在瑜伽砖上： 将一块瑜伽砖放在地面上（面积适中或最小的一面朝上），手放在瑜伽砖上（d）。

手臂在身后： 手臂放在身体背后，手掌相对（e）。双手握紧或双手各握一根瑜伽带。一旦你折叠向前时，让手臂向头部移动（f）。

进入和退出时手臂侧倾： 将手臂伸至身体两侧，在肩部高度活动。

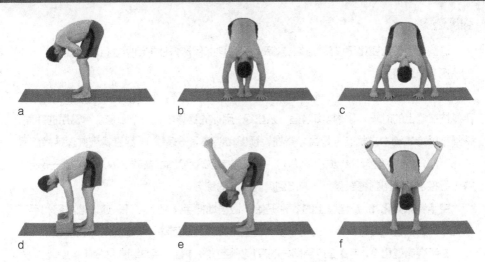

a   b   c

d   e   f

移动选择

靠墙关注上半身： 把臀部靠在墙上。双腿向前，膝盖稍微屈曲。

当你轻轻地把下巴靠向胸部时，让下脊柱接触墙壁，同时将上、中脊柱和颈部形成圆弧。当你靠重力下拉上半身时，让手臂自然垂下（a）。

不对称： 在从站立位置开始向前折叠之前，将左脚放在瑜伽砖上，两只脚的脚趾并排排列。双脚与髋部同宽。屈曲左膝，拉平骨盆。当你练习伸展和屈曲膝盖的时候保持站立姿势，当右脚在地面上的时候允许左髋关节抬高。这是向前折叠后需要的动作。

从髋部向前折叠。屈曲脊柱，双手放在瑜伽砖上或地板上。开始伸直膝盖，让臀部朝向天花板（b）。注意左腿腘绳肌和左髋关节外缘的感觉。以不同程度的膝盖屈曲进行练习。感觉你的自然承受范围，并尊重感觉而不强迫延伸。保持30~90秒。左膝屈曲，拉平骨盆，在髋部回到站立状态之前，将脊柱恢复到主动中立位。

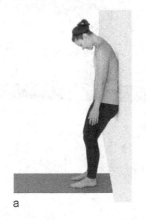
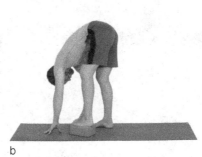

a   b

强度选择

　　这些力量姿势变化可以建立核心意识。只在你能保持脊柱主动中立且腹部轻微地收缩的情况下伸直膝盖。

　　在墙边：使用与基础站立前屈相同的指导。面对一面墙，双手沿着墙向下放。当你把手掌按在墙上的时候，手臂与肩膀呈一条直线，用你的身体创造一个 L 形。尽量屈曲膝盖，使脊柱保持主动中立状态（骨盆、脊柱、颈部和头部呈一条线）。尽量找到并保持肩胛骨的稳定性，不要使肋骨外扩或后弯（a）。一旦你有了这种活动的感觉，从墙上脱离一只手，并进行将手臂摆回到腿部侧面、伸出到肩膀高度的练习。

　　空手姿势变化 1：从墙壁上的 L 形开始，慢慢地把手从墙上移开，通过把肩膀和手臂放在不同的位置上进行练习。首先，手臂伸直在身体两侧活动，手掌朝向地板（b）。

　　空手姿势变化 2：手臂在肩部同样的高度处活动并伸直，手掌朝向地板（c）。

　　空手姿势变化 3：手臂伸直并靠近耳朵，手掌相对。由于手不再接触墙壁，为了做该动作，你可能需要向后退一点（d）。

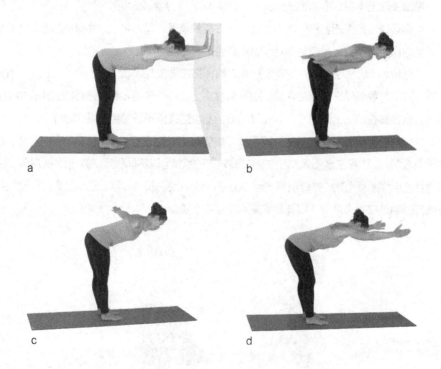

a

b

c

d

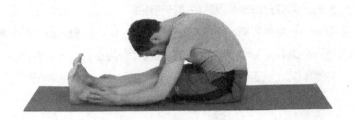

❶ 从双腿在前方伸直的坐姿开始。如果需要，用毯子或长枕抬高骨盆，以找到合适的腰椎曲线。

❷ 呼气时从髋部开始折叠，身体靠向大腿。当你感觉到髋关节运动受限时，让脊柱向腿部弯曲。可以勾脚尖或绷脚尖。

❸ 双手放在小腿、大腿或腿旁的地面上休息。如果你能自然地够到脚部，就保持在那里。不要用手辅助拉伸，感受自然状态下的拉伸范围，并尊重它们而不强迫延伸。

❹ 保持 30~90 秒。

基本选择

屈曲膝盖：你可以大幅屈曲膝盖并把脚放在地上，也可以轻微屈曲膝盖，然后把卷好的毯子塞在膝盖下面。由于膝盖大幅屈曲，身体可以靠在大腿上休息。手可以放在地板上放松，也可以轻轻抱住小腿（a）。

蝴蝶式：把双脚的脚底靠在一起，膝盖外伸。脚跟可以靠近腹股沟，也可以离腹股沟更远一点（b）。

宽角度：分开双腿，双脚距离 61~91 厘米宽（c）。

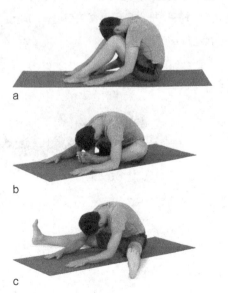

移动选择

连贯向前折叠：要么直立开始，双膝在躯干前屈曲，双脚放在地板上，要么以盘腿的姿势坐着，手臂张开在身体两侧。呼气时上半身后仰（a），屈曲肘部并在身体前部指尖相碰（就像拥抱一个球）（b），慢慢地将脊柱中部和上部连接成C形。保持该形状一个呼吸周期时长，并倒序运动，回到中立。重复5~10次。

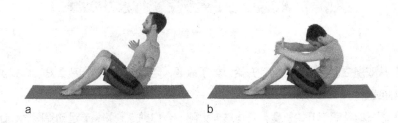

a　　　　　　　　　　b

恢复选择

为了获得更好的恢复体验，使用辅具给予身体有针对性的支撑。该选择与伸直双腿、大角度张开并交叉，或摆出蝴蝶式的动作结合效果较好。保持该支撑姿势1~3分钟。

长枕：将身体放在垫子或毯子堆上。长枕可以放在两腿之间，也可以放在腿的上面。如果需要的话，把头置于枕上休息（a）。

椅子：把上身和手臂放在椅子的座位上。如果有帮助的话，前额可以放在椅子的边缘上（b）。

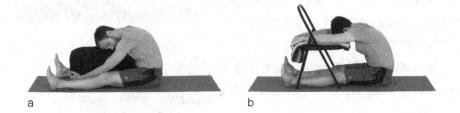

a　　　　　　　　　　　　　　b

后弯

当你意识到屈曲程度是你日常生活的一部分，脊椎伸展会给你新的运动体验。实际上，如果你长时间处于脊柱屈曲的状态，脊柱伸展就为你的运动训练提供了一个平衡和唤醒点。

如果你剥去车轮式或蝎子式等的视觉吸引力表层，你就会开始看到后弯式会要求你以一种你在日常生活中不习惯的方式移动。由于这个原因，脊柱延伸在一开始可能看起来有点可怕或不安全。后弯式可以触发身体内的保护本能——这是有充分理由的。在最原始的层面上，你会保护身体的正面免受伤害。要在身体的延伸中打开身体的前部就需要向外界展示你柔软脆弱的下腹。脆弱性和恐惧的相反方面是与打开身体有关的积极因素的潜力。健康的后弯式可以是一种力量、开放或专注的表现，可以在训练和生活中给你带来活力、惊喜和快乐。

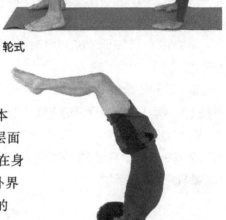

轮式

蝎子式

听到你不必进行像车轮式或蝎子式这样的大幅的、引人注目的后弯式才能在训练中变得更"高级"，这可能是令人安心的。高级与掌握极端姿势无关。事实上，你不会在这本书中找到一些人称之为高级姿势的东西。这并不意味着我们认为某些姿势不好，也不意味着我们不会为你设立挑战。只是我们对高级的定义更多的是与意识、选择和做出有意识并综合的选择有关。正如你可能已经经历过的，在对神经系统新的运动难题的解决中发现的进一步的挑战。对于你们中的一些人来说，我们正在定义的高级意识实际上可能会要求你们退而求进。

由于所有这些以及更多的原因，熟练的后弯式需要健康的身体边界感、精神专注和放松的好奇心。把它看作是一种基本的运动模式，那么你可以探索而不必太过努力。在你生命中的某一时刻，你还是个肚子朝上的婴儿，学会了如何抬起头、激活核心。

〰 **探索：后弯**

❶ 从站立开始，手臂放在两侧。将身体的前部打开，形成后弯姿势。你试图从哪里开始这个运动？

❷ 现在，随着你开始一个后弯动作，通过提升胸骨和胸椎连贯动作尝试保持骨盆静止。

❸ 你发现这种运动通过脊柱中部（胸椎）还是在某个地方受限了？如果脊柱中的运动受到限制，你会尝试从哪里替代移动呢？颈部？腰部？髋部？再试一次，看看你是否能保持下半身静止并专注于脊柱中部的运动。

❹ 当你继续专注于胸椎的运动时，你能保持颈部后部的空间和长度吗？它如何改变你的体验？

❺ 以这种方式弯曲是否会阻止你像你习惯的那样延展那么远或深？这种限制是否能帮助你集中精力，设置更清晰的界限，或者在更清醒或更无痛苦的范围内活动？

❻ 练习后弯姿势几次，同时关注于你的脊柱和肩胛骨之间的关系。作为胸椎后弯式自然序列的一部分，你能感觉到肩胛骨是如何向后滑动和相互靠近的吗？如果没有，你能让你的肩胛骨参与运动吗？

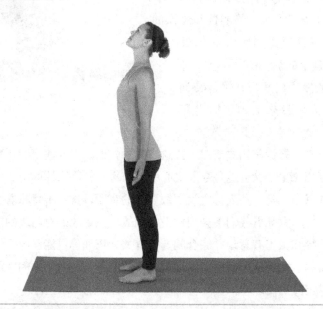

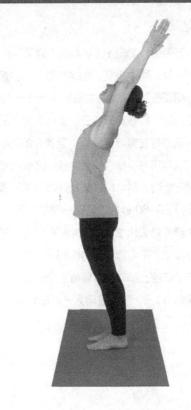

① 从站立开始，双脚与髋部同宽，手臂伸直向上，贴着耳朵，手掌相对。

② 每只脚的大脚趾的底部、小指脚趾的底部、脚跟的中心构建出一个稳定的三角形。进入一个轻微的腹部收缩，激活臀肌。

③ 吸气时将胸腔提升到空中，并通过中背部形成一个小弓形。颈部可以保持中立，或者稍微打开喉咙的前部，保持颈部后部的空间和长度。

④ 保持 30~60 秒。

 基本选择

腿部和姿势变化 1：改变姿势的基础，把腿放在一起，脚内侧和腿内侧并拢（a）。你也可以在大腿之间放置一块瑜伽砖或一个小的运动球，强化腿部内侧和骨盆底的意识。

腿部和姿势变化 2：改变姿势的基础，站立，双腿分开，比肩略宽。你也可以通过在大腿上部绕瑜伽带来做这种姿势变化。

手臂：把手臂放在身体后面，手掌相对或站在墙的前面。你可以不借助辅具做此姿势或用双手拉紧瑜伽带（b）。

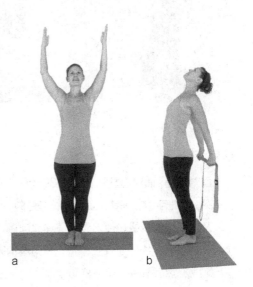

a   b

平衡选择

分开姿势：尝试任何基本的手臂姿势变化，把一只脚放在另一只脚前面，就像站在平衡木上一样。两边重复，切换在前侧的那条腿（a）。

单腿姿势变化 1： 站立时双脚与髋部同宽。屈曲右膝，并伸出右手，抓住右脚的顶部、内侧或外侧。将站立脚的三个点连接到地面。

吸气时将左臂靠近耳朵，手掌面向天花板。从左髋部向前折叠，稍微向地面方向降低身体。当你用右手抓住脚的时候，右臂继续延伸到身体的后面。抬起并打开胸腔。保持躯干略微向地面倾斜，或继续从髋部向前折叠以降低身体至骨盆水平。

保持 30~60 秒并且用另一侧重复运动（b）。

单腿姿势变化 2： 站立时双脚与髋部同宽。屈曲左膝，轻轻地拉向身体。把手放在小腿上或者用带子将膝盖拉向胸部。

随着胸腔上提，形成胸椎后弯式，将站立脚的所有三个点连接到地面。

保持 30~60 秒并且用另一侧重复运动（c）。

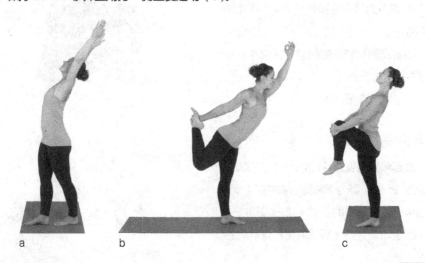

a   b   c

恢复选择

面对墙壁：面对墙壁站立距离 30~60 厘米。举起手臂到耳朵旁，把手掌放在墙上。双膝微微屈曲。

从髋部向前折叠，使前额和身体靠向墙，随之进入一个轻微的后弯弧线，让胸腔扩张，并向墙稍微移动。保持 30~60 秒，然后在另一侧重复动作。

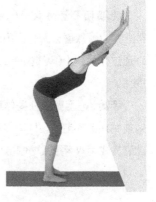

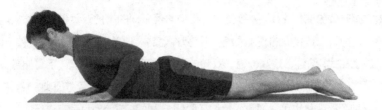

❶ 以俯卧的姿势开始，头和颈部与脊柱在一条线上，腿笔直地向后伸出，脚放在地板上。肘部屈曲在身体两侧，手掌撑地，指尖与肩膀呈一条直线。

❷ 轻轻地把手压实地面，抬起上半身，通过抬起和打开胸腔，将肩胛骨向下拉动、内收，开始后弯姿势。保持颈部中立或稍微张开喉咙，同时保持颈部后部的空间和长度。

❸ 保持30~60秒。

提示： 如果你的骨盆在这些位置上接触地板都不舒服，在髋骨下放一条薄的折叠毯子。

基本选择

部分进入：双手交叉放在地板上，一只手叠在另一只手上。把前额撑在手上。这看起来不像是一种运动，但在这个姿势下，身体处于一个非常轻微的由地板支撑的后弯状态。

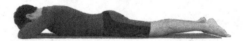

移动选择

蝗虫式提升姿势变化1： 俯卧姿势开始、手臂向前伸直。吸气时抬起头、胸部、抬起一只手臂和与手臂相反方向的腿，呼气时降落。重复举起另一条手臂和腿。从一边到另一边进行5~10次。

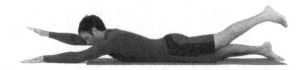

强度选择

蝗虫式提升姿势变化 2：与姿势变化 1 相似，但不同的是把双臂和双腿都抬起来，保持四肢静止，同时保持轻微的腹部收缩，并将呼吸集中到胸腔。保持 15~60 秒（a）。

靠墙眼镜蛇式：俯卧，双腿伸直，双脚勾脚尖并压实身后的墙壁。手臂伸直，位于身体两侧，手掌放在地板上。抬起头和胸部离开地面，收缩臀部，手掌压地。保持 15~60 秒（b）。这种姿势变化也可以通过手臂伸在两侧与肩同高或伸到耳旁来进行。

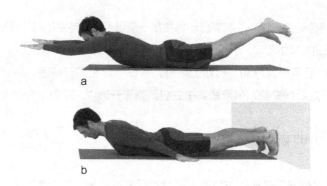

a

b

 恢复选择

提示：在基本变化下的部分进入姿势变化也能很好地用于恢复目的。

狮身人面像式：肘部置于肩部下方，前臂和手掌放在地面上。头部与脊柱保持在一条线上。在这种变化中，身体可以稍微放松一点。如果有帮助的话，试着在腹部下面放一个长枕或毯子。

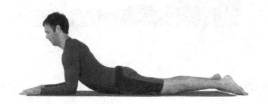

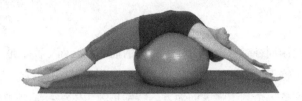

❶ 坐在一个中等大小的健身球上开始。脊柱是主动中立的直立状态，双膝屈曲，脚放在地板上。

❷ 双脚向前，慢慢地在健身球上后弯脊柱。头部可以下垂或者头后部可以轻轻地触碰球的底部。

❸ 当你的手臂到达头部上方，手掌面对天花板时，通过核心保持活动。肩胛骨与球接触以作为支撑。

❹ 膝盖可以屈曲，脚可以放在地板上。或者你可以把脚伸出垫子，将脚跟放在地板上。

❺ 保持 30~90 秒。

恢复选择

提示：用腿姿进行恢复选择。膝盖屈曲，脚放在垫子上，腿伸直放在地板上，或者脚底并在一起，膝盖向两侧张开。

长枕后弯式：从膝盖屈曲、脚放在垫子上的坐姿开始。在身体后面纵向放置一条长方形的枕或 Z 形折叠的毯子。把它的末端压在臀部和腰部区域。

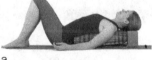

呼气时，将脊柱置于长枕的支撑上。后脑勺靠在长枕上（如果垫子比身体短，后脑勺就放在垫子后面的一块瑜伽砖上）。在脖子后部的曲线处放一条卷起来的小毯子或毛巾也会有帮助。

慢慢适应姿势的支撑，并根据需要进行调整。手臂可以靠在两侧，手掌对着天花板。

保持 1~3 分钟（a）。

毯子后弯式：从膝盖屈曲、脚放在垫子上的坐姿开始。把卷好的毯子放在身体后面。当你躺在瑜伽垫上的时候，把毯子放在胸椎下（中背部，肩胛骨的底部）。

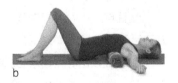

呼气时，轻轻地躺回毯子的支撑处。膝盖屈曲，双脚放在瑜伽垫上。把腿伸直放在地板上，或者把脚底并在一起，膝盖外展呈蝴蝶状。

后脑勺放在地板上休息，或者你可以在脖子后部的曲线处放一条卷起来的小毯子。慢慢适应姿势支撑，并根据需要进行调整。手臂可以伸到身体两侧放在地面上，与肩同高，手掌朝向天花板。

保持 1~3 分钟（b）。

侧弯

我们进行瑜伽训练时，有时关注于身体的前面或后面，而不是关注身体的两侧。当你想到一整天中脊柱的所有运动方式时会发现侧弯并不常见。

身体的两侧是一个意识强大的地方。特别是因为生活习惯对许多人来说都伴随着一种倾斜，他们偏爱一方（通常是他们惯用手的那一方）。侧弯是你观察和熟练处理身体不对称问题的许多机会之一。

好消息是一旦你开始注意身体的侧线，你可能会发现你会比之前想象的更多地使用它们——特别是当你打网球、篮球、排球或游泳的时候。对身体两侧的意识也会唤醒呼吸和姿势的新的可能性，这会对你日常活动的稳定性产生直接而关键的影响。

在区分你的侧弯后，你可能会惊讶地发现，这个动作比你之前所理解的要小，特别是当它和一个稳定的骨盆相匹配时。练习者可能会养成一种习惯，用前屈或后弯或不必要的髋部运动来突出侧弯，以便深入或更大幅度地运动。出于这个原因，当进行练习区分侧弯，需要你关注侧弯的不同方面时，这是很重要的，这样你就可以学习如何针对特定的区域，而不在其他地方产生不必要的运动。

探索：侧弯

❶ 左手臂伸长靠近耳朵，右手放在右髋部站立。当身体向一侧弯曲时，试着将骨盆保持在适当的位置，并在每只脚的三个点上保持同样的重量。

❷ 观察左臂、身体的一侧、腿和脚。他们是在一条线上吗，还是左臂在头部的前面或后面？你是否感觉到将后弯、前屈或髋部突出带入侧弯？

❸ 注意保持伸长侧和缩短侧的身体的空间和长度。这次运动开始是如何改变你的体验的？

❹ 现在以山式靠墙站立。脚跟可以稍微远离墙壁，你的臀部、肩膀和后脑勺与墙接触。身体进行侧弯，同时保持身体后部与墙的接触。

❺ 你能感觉到墙如何给你关于你的肩膀、脊柱和躯干与骨盆的关系的有价值反馈吗？

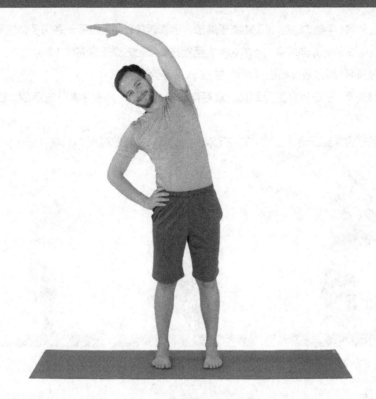

❶ 从站立开始，双脚与髋部同宽。当你把左手伸到空中时，把右手放在右髋部。把身体弯向右侧。通过均匀地将压力分配在每只脚上的三角形——大脚趾、小脚趾、脚跟中心在地面上站稳。

❷ 当你保持姿势的时候，保持身体伸长侧以及缩短侧的长度。在缩短侧利用主动支持来抵抗姿势塌陷的倾向。

❸ 坚持30~90秒，在另一侧重复运动。

 基本选择

屈肘： 屈曲两肘，将手放在头部后侧，指尖接触或手指交叉（a）。

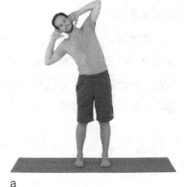

a

向上伸展：手臂向外抬起，略高于肩部，手掌朝前。两手拉紧一条带子。这种姿势变化也可以通过手臂伸向耳朵，手掌相对，手指在头部上方交叉来完成（b）。

基础狭窄：通过双腿靠拢，双脚并拢来改变姿势基础（c）。

腿部交叉：左腿向前交叉双腿，然后向右弯成弓形。用右手握住左手腕，轻轻拉长手臂。

在另一侧重复运动，右腿向前交叉双腿，然后向左弯成弓形（d）。

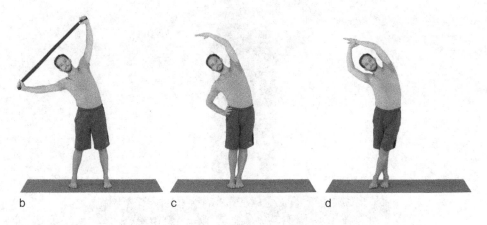

b   c   d

移动选择

靠墙：将身体的左侧转向墙壁，距离墙壁 15~30 厘米。将右臂举至右耳旁，手掌朝墙。朝墙壁弯曲身体形成弓形，并将右手掌按在墙壁上，手部似乎随着压力轻轻向上，但实际上没有移动。保持 30~90 秒。在另一侧重复运动。

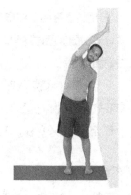

强度选择

加重：以山式姿势开始，双脚分开与肩同宽，每只手握住 0.5~2.3 千克的哑铃或沙袋。吸气时侧弯成弓形，移动时保持骨盆稳定。呼气时收缩身体伸长侧以帮助你回到中心位置。两侧重复运动 5~10 次。

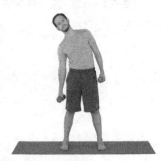

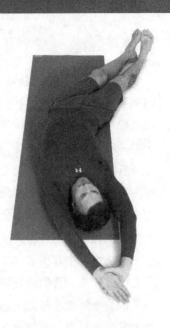

① 从完全仰卧的腿伸直姿势开始。双腿向右（远离身体中线）约 5 厘米，让臀部两边与地板保持同等的接触。

② 将手臂向上伸到头部上方，并将上半身向右形成弓形，与身体形成新月形，由地板支撑腿部。用右手握住左手腕，轻轻拉长手臂。

③ 当你保持姿势的时候，探索呼气进入身体两侧的肋骨。

④ 坚持 1~2 分钟。

 基本选择

交叉双腿： 按照基本的指导，在向左弯曲之前，先在左脚踝放在右脚踝上面。换另一侧，将右脚踝放在左脚踝上（a）。

皮带姿势变化： 把一条带子绕在一只脚上（如果双腿不交叉放在右脚上，如果双腿交叉放在左脚上），然后把它拉到身体右侧以外的地方。

当你向右弯时，用一只或两只手把带子拉紧（b）。

在另一侧重复运动。

脚靠在墙壁上： 以完全仰卧的姿势开始，将两只脚压在墙上，骨盆紧贴地板并保持两侧同等重量。将两只手臂举过头顶，手掌朝向天花板，握着一条带子然后拉紧。保持拉力在皮带上，随着将双脚都压在墙上并把躯干拱成侧弯式，保持拉着瑜伽带。在另一侧重复运动（c）。

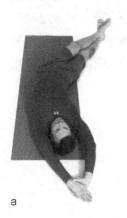

a

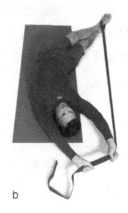

b

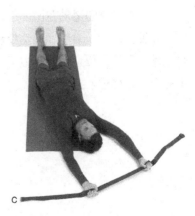

c

扭转

在日常生活中，扭转帮助我们通过移动看到世界，使得我们在走路和开车的时候看到周围的环境，并且可以成为我们体育活动的巨大力量的源泉——尤其是那些要求我们投掷或击球的运动。然而，旋转是我们许多人随着年龄的增长而丧失的一项技能，这使得旋转练习成为保持一个健康脊柱的重要部分。

有技巧地完成扭转对支撑脊柱的软组织结构提供了宝贵的输入。当我们释放了一些我们可能会遇到的限制，扭转可以在我们挺直身体的时候，帮助我们找到更多的优雅和放松。如果你整天伏案工作，扭转运动是一种令人愉快的打破一天的坐姿并且可以用各种方法在瑜伽治疗训练中创造平衡的方法。

瑜伽世界中有很多关于扭转和解毒的话题。我们经常看到的图像是，身体的器官就像海绵，我们通过扭转动作挤压和重新浸泡它们。这是不准确的。我们并不是因为扭转而使任何东西被拧出。重要的是运动本身。这样，扭转只是支持身体及其所有过程的平衡运动训练的一个方面。我们建议将"清除体内杂质"的排毒口号改为更积极的"我热爱并通过各种运动滋养我的身体"的口号。试一试，看看感觉如何！

熟练扭转运动的基础之一是能够感觉到脊柱在哪里发生运动。一般来说，我们在腰椎（腰部）有最少的旋转运动量、在胸椎（中背部）多一点、在颈椎（颈部）的旋转运动量很大。

胸椎旋转往往是很难找到的。我们经常看到的习惯是，要么通过手臂开始扭转，要么用手臂把脊柱拉得更远。同样重要的是要考虑保持颈部与脊柱的其余部分在一条线上（所有的姿势变化）、骨盆和脚的稳定（站立和坐姿的姿势变化）以及与地面的接触。这有助于关注胸椎扭转。这些探索将帮助你区分扭转的所有方面。

考虑在健康的运动范围内运动，并在进入扭转动作、保持姿势和进入结束动作时发展灵活性、力量和运动控制的结合，是很有帮助的。使用手臂来帮助你轻轻地固定脊柱的位置，并努力找到一个健康的、非强制运动的范围，而不是使用手臂强拉脊柱进入扭转姿势。

探索：扭转

❶ 双脚分开与髋同宽站立，手臂在两侧伸直。向右旋转，当左脚离开地面时，骨盆向前移动。你能感觉到，虽然这可能是一个有趣的、从一侧到另一侧的自由运动，但是没有太多的脊椎旋转运动发生？

❷ 双脚踩在地上回到中心。将手臂向两侧平举，肘部屈曲 90 度。使脊柱处于主动中立状态。当你通过脊柱向右旋转时，保持骨盆和腿部稳定。整个扭动过程中，保持头部与脊柱在一条线上，每只脚的三个点承受相同的重量。只有在尽可能地保持骨盆和腿的活动和静止时进行扭转。你能感觉到这种运动是如何更集中在胸椎的吗？

❸ 做同样的扭转运动，但这次从坐姿开始。现在把坐骨贴在地板上，当你扭动的时候，保持坐骨承受同等的重量。在关注胸部旋转时，你能感觉到坐着并使用与地板的连接如何帮助你更好地意识到保持骨盆稳定吗？

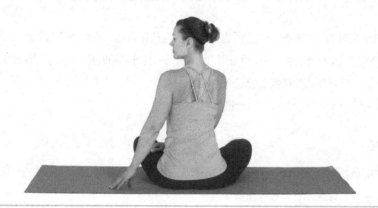

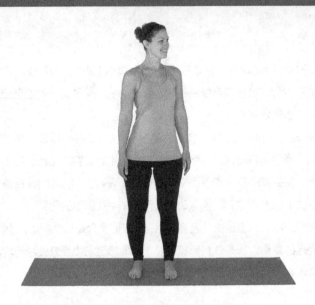

❶ 从站立开始，双脚分开与髋同宽，手臂垂直放在两侧，脊柱处于主动中立状态。

❷ 吸气向右侧旋转时，保持骨盆静止，并面向前方，同时保持在两只脚上承受相同的重量。使头部与脊柱的其余部分在一条线上。

❸ 保持 30~60 秒，然后在另一侧重复运动。

 基本选择

整体扭转： 从站立开始，双脚分开与髋同宽，手臂放在两侧。当你旋转的时候轻轻摆动身体、手臂，骨盆向右，抬起左脚。

从中心返回并向另一侧移动。慢慢地开始，当你移动中变得更舒服时，你就会形成一个有节奏的运动。

重复 10~20 次，来回摆动。

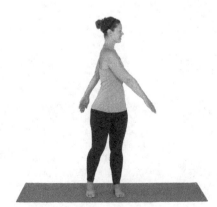

强度选择

流畅：从身体处于主动中立状态的站立姿势开始，将手臂抬高至肩高，肘部屈曲90度，手掌面向前方。

通过肩部、手臂和手保持积极的能量，当你通过肋骨向右旋转、回到中心、向左旋转、再回到中心时，让它们保持一致。当你通过扭转移动时，保持骨盆稳定，并保持与地面接触的每只脚的所有三个点接触地面。

重复10~20次，从一边旋转到另一边（a）。

弹力带：你也可以通过将手臂放在身体前面、肩部以下，双手拉紧弹力带来进行移动姿势变化（b）。

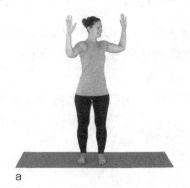
a

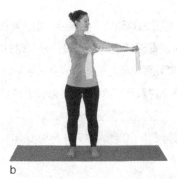
b

 平衡选择

提示：为了帮助建立平衡的过程，在尝试自由式之前，执行姿势变化1，将弯曲腿的脚放在椅子上，姿势变化2是将抬起的腿伸直并将脚压向墙。

单腿姿势变化1：从站立开始，双脚分开与髋部同宽，屈曲右膝，使右大腿位于骨盆前面。通过将左脚的三个点——大脚趾、小拇指、脚跟的中心——都压在地面上，然后活动站立的腿。把手臂举到两侧与肩同高。

找到平衡后，将身体向右腿旋转（a）。

保持30~90秒，然后慢慢放松到中心，在另一侧重复运动。

单腿姿势变化2：与单腿姿势变化1在一样的位置，屈曲的膝盖完全伸展，当你向腿的方向旋转时，对侧的手握着系在脚弓上的瑜伽带（b）。若要增加挑战强度，请尝试不用瑜伽带的此版本。

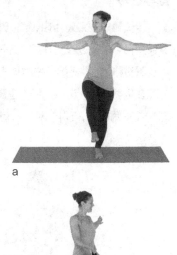
a

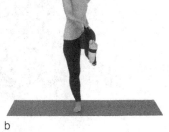
b

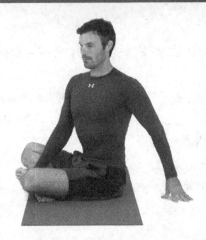

❶ 从舒适的双腿交叉的坐姿开始，脊柱处于主动中立状态，手臂位于身体两侧。

❷ 保持臀部承受同等重量，呼气时开始向左旋转脊柱，从胸腔开始旋转，使肩膀、颈部、头部和眼睛随之旋转。保持头部与脊柱在一条线上。

❸ 将右臂置于右大腿内侧或外侧，并将左臂伸向身后，手掌或指尖放在地板上。克制住用手臂把自己拉至更远的冲动。

❹ 坚持 60~90 秒，在另一侧重复运动。

 基本选择

伸长腿： 两条腿向前伸展，脚跟压地，脚尖回勾。屈曲肘部，手掌合十在胸前。这种姿势变化可以通过双腿并拢或分开来进行（a）。

不对称： 坐姿开始，右腿伸直，放在地板上，左膝屈曲，脚放在垫子上。将重量平均分配在骨盆两侧。可以选择将左脚放在右腿内侧或外侧，离骨盆更近或更远。向膝盖屈曲的腿部一侧旋转，保持 30~60 秒。回到中心，向相反的方向旋转 30~60 秒。在另一侧重复运动（b）。

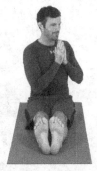
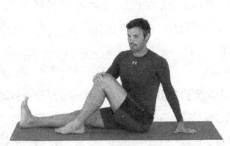

a   b

移动选择

靠墙： 双腿交叉坐在地板上，身体距墙 10~15 厘米。脊柱处于主动中立状态，并使臀部两侧承受同等重量。

当你向墙壁旋转时，屈曲肘部，将手臂放在身体前面。在没有手的帮助下，在旋转中找到你的自然停止点。然后把一个或两个手掌放在墙上，以确保自己处于扭转状态。

保持 30~90 秒，在另一侧重复运动。

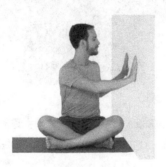

强度选择

不借助双手： 从交叉腿的坐姿开始，举起两侧手臂到与肩同高，肘部屈曲 90 度。当你通过胸腔旋转时，脊柱处于主动中立状态，只有当不借助手臂且保持臀部两侧接触地面的面积相同的时候，才能尽可能远地扭转（a）。

弹力带扭转： 从交叉腿的坐姿开始，将弹力带的一头固定在右臀部的下方，然后将弹力带绕过身体前方，左手握住其另一头。

将左臂抬高到肩部的高度，或稍微低一点，手掌朝前，并向天花板稍微倾斜。

当身体向左旋转时，肩部肌肉要保持紧绷和稳定（b）。这是一项流畅的运动：慢慢地向左旋转，然后回到向前的位置。

重复 10~20 次，然后将弹力带的一头置于左臀部下方，右手握住另一头。向右旋转并重复动作。

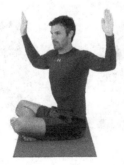

a

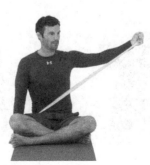

b

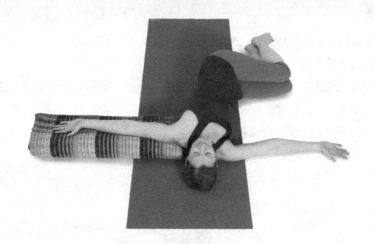

❶ 以仰卧姿势开始，膝盖屈曲，脚放在地板上，手臂放在身体两侧与肩持平，手心向上。保持腿内侧和脚踝并拢，让它们以一个整体的方式移动，同时骨盆向右，最终它们靠在地板上或靠向彼此。

❷ 保持肩部与地面之间的连接。如果旋转强度太高，在腿和地板之间放置毯子或长枕，以帮助减小旋转强度。

❸ 手臂可以固定在地板上与肩同高，或者右手可以放在右大腿上，以帮助固定扭转姿势。如果左肩离开地面，在它和地板之间垫一条折叠的毯子。面对天花板或将颈部向左旋转。

❹ 保持 1~3 分钟，在另一侧重复运动。

 基本选择

支撑腿的毯子：在屈曲的膝盖之间放置一条折叠的毯子，以创造一种更轻松的连接感（a）。

伸直腿：伸直膝盖，将腿伸直在地板上，与身体垂直（b）。

伸直手臂：将左臂向上伸靠近耳朵（c）。

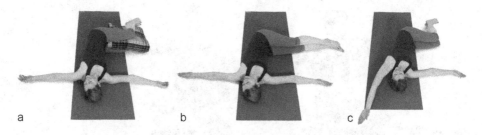

a   b   c

强度选择

提示：以前的姿势变化比较被动，而这些姿势变化是主动激活核心的。第一种选择是最简单的方式。只有当你能够在不使用冲力的情况下控制动作下移并回到起始位置时，才能增加挑战。

流动的姿势变化1：以双膝屈曲、双脚放在垫子上的仰卧姿势开始，手臂在地板上向两侧伸出，与肩部在一条直线上。把脚从垫子上抬起来，让小腿和膝盖呈一条直线，股骨和骨盆呈一条直线。

如果需要的话，在屈曲的膝盖之间放置一块瑜伽砖，轻轻地夹住。

呼气时旋转，并把腿靠向左侧地板，而不是实际接触。吸气时放松身体，将膝盖拉回中心。

另一侧重复运动5~10次（a）。

流动的姿势变化2：执行与流动的姿势变化1相同的动作，除了一侧腿伸长以增加挑战（b）。

流动的姿势变化3：执行与流动的姿势变化2相同的动作，除了两条腿都伸长以增加挑战（c）。

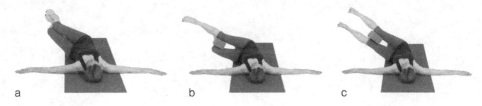

a   b   c

 恢复选择

单腿借助长枕：躺在右侧开始，右腿在地板上伸直，与骨盆呈一条直线，脚在地板上放松。屈曲左膝，放在长枕或堆叠的毯子上。

把手臂在地板上举至肩高，手掌向上。呼气时开始从身体中心向左旋转。

保持1~3分钟，然后在另一侧重复运动。

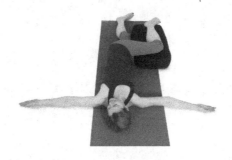

　　既然你已经在不同的方向识别、区分和整合了脊柱的基本运动，随着你探索脊柱的更复杂的形状，现在是时候获得新的经验了。在下一章中，你将把你在本章中学到的技巧应用到一套全新的瑜伽姿势类别中。享受应用你新养成的脊柱意识，并看到它如何在你的瑜伽治疗训练的综合体验中发挥作用！

10
基于传统体式的多样性练习

在本章中，你在你的身体探究之旅中到达了一个有趣的点。识别、区分和整合的过程支持你建立强大的运动技能基础，而你迄今所做的探索为你打开了一个全新的理解层次。在这里，你将把你在前几章中学到的东西应用到基础瑜伽姿势上。即使我们在这里使用"基础"这个词，当你开始分解它们的时候，你会发现这些姿势实际上没有什么基础的东西。它们的设计是为了充分整合身心体验，你的神经系统肯定会面临挑战，去解决各种新的运动难题！

在本章中的姿势分为以下几部分：核心、站立、平衡和髋部。虽然这些类别作为有组织的结构是重要的，但明确地区分类别更具挑战性，因为它们显然是重叠的。例如，所有类别中的姿势都要求你以有趣的方式使用你的核心。任何你保持直立，比如站立的姿势，都有平衡的因素，所以即使是双脚的姿势也需要有趣的平衡因素。如果你仔细看看这本书中的所有姿势，你会发现髋部灵活性和稳定性的结合总是存在的。这样，你对瑜伽姿势的理解现在可以扩展到类别之间的识别、区分和整合的关系。

花点时间回顾一下你已经学到的关于意识、专注、意图、呼吸和区分关节运动的知识，以及你如何将这些原则应用于前几章的姿势中。现在想象一下你在扩展知识库，在新的姿势体验的背景下继续探索所有这些东西。你面前还有更多的可能性！因为以书面格式我们无法列出每一个姿势变化，故我们要求你利用你的经验来扩展每一种姿势的潜力。当你与已经进入你的经验领域的事物建立有意义的联系时，我们鼓励你脱离我们所提供的东西。当你识别并区分你已经学到的东西时，仍要保持好奇，并期待在下一节中将这些知识与你正在探索的知识结合起来。

核心姿势

你可能会听到过很多关于核心的重要性的讨论。"核心力量"和"核心稳定"只是你在瑜伽和健身过程中可能听到的几个常见术语。有趣的是，在所有的对话中，对于核心是什么似乎还没有达成普遍的共识。如果你有足够长时间的阅读和学习，你会注意到"核心"的定义往往会根据你正在探索的训练方法而改变。你的目标不同，你就会有不同的核心体验，其中一些比其他的更有帮助或更有效。

　　在健身文化中，核心往往是某些审美标准的主题，这些标准侧重于核心的一些更浅层肌肉的外在表现，即许多人所知道的六块腹肌。在现实中，核心是一组复杂的肌肉，超出了六块腹肌的美学要求：包括力量、耐力、灵活性和运动控制的功能性核心稳定性。我们的方法与尝试在一个单一的固定姿势或在一个特定的骨盆位置训练单一核心肌肉的方法不同。相反，我们强调核心周围的各种肌肉，包括腹肌、斜肌、竖脊肌、臀肌和骨盆底肌，并要求你将核心意识融入你最喜欢的活动。我们也喜欢强调将横膈膜作为核心的一部分，并提醒你虽然横膈膜是呼吸的主要肌肉之一，它也是一个深层的核心稳定器。利用呼吸区分练习，配合前面章节中突出描述的脊柱的各种运动，已经为你提供了用新的、有趣的方式探索核心的选择。

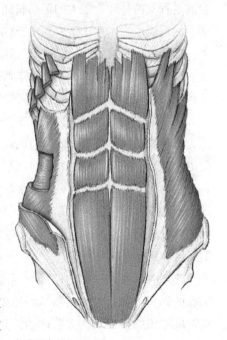

　　进入这一节，让我们从胸骨末端、肋骨的下边界到骨盆的底部来简化核心的定义。这一定义使人们更容易思考如何使用瑜伽姿势来将上肢和下肢的相关联系连接到核心，并在瑜伽治疗训练中探索不同类型的核心活动。接下来的探索是关于骨盆和脊柱位置的核心激活，以及基本的骨盆底部和相关位置的核心激活。多样性一如既往是关键。

核心肌肉

探索：核心激活

1 以山式开始。一只手放在腹部，另一只手放在腰部（a）。

2 吸气使骨盆前部慢慢向脚部滚动（前倾），拱起腰部（b）。呼气使骨盆前部向脸部滚动（后倾），使腰椎弯曲变平（c）。注意骨盆的倾斜是如何改变你手掌下面的核心肌肉的感觉的。

3 再次转动骨盆，但颠倒呼吸模式，呼气时进入前倾姿势，吸气时进入后倾姿势。你的意识发生了什么变化？

4 现在移动骨盆，同时用自然的节奏呼吸，找到前后肌肉张力相同的位置。当张力相同时，你正在接近中立位。试着在腰部找到一条既不过于弓腰，也不过于塌腰的自然的曲线。

5 从主动中立尝试收缩骨盆底部肌肉，就像你在试图阻止尿液的流出一样。保持收缩 30 秒，同时保持胸式和腹式呼吸。

6 现在尝试收缩盆底部肌肉，就好像你在试图阻止自己排气一样。保持收缩 30 秒，同时保持胸式和腹式呼吸。

7 同时收缩骨盆底部的两个区域。想象一下，拉紧从腹部连接到盆底的拉链。把这个动作环绕至腰部。当你建立这些新的连接时，意识和核心激活是如何改变的？

8 现在试着同时放松和收缩你的盆底，进行增加激活练习。尝试以 25%、50%、75% 和 100% 的程度收紧骨盆底部肌肉。颠倒顺序将骨盆底部肌肉收紧程度从 100% 降到 75%、50% 和 25%。进行不同激活程度的练习，因为它关系到你的呼吸能力、稳定你的核心而不僵硬，或太紧收骨盆底部肌肉。

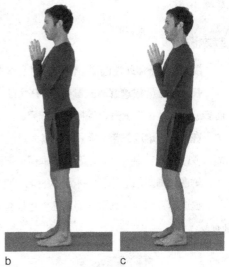

a

b   c

9 现在再次尝试第 4 至第 8 步，但是脊柱姿势为站立屈曲（前屈）、伸展（后弯）、旋转（扭转）和侧屈（侧弯）。你的核心意识如何随着脊柱的不同位置而变化的？

10 重温第 7 章的腹部收缩呼吸技术，以获得一种激活腹部内收并与呼吸协调的感觉。随着你探索在本章突出强调的体式中建立的有意义的核心联系，继续体会所有的概念。

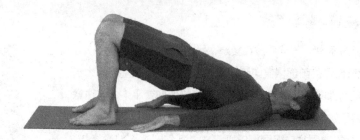

❶ 仰卧，双膝屈曲，双脚踩在地板上。双脚在膝盖正下方的时候，把注意力集中在脚的三个点上——大脚趾、小指脚趾和脚跟的中心。

❷ 双臂放在身体两侧，轻轻地压在垫子上。激活臀肌，帮助抬起骨盆离地。

❸ 抬高骨盆至其与膝盖在一条线上。核心被激活，呼吸集中在胸腔。

❹ 保持 30~90 秒。

提示： 你也可以用连贯的方式来做这个动作，专注于提升和降低，而不是静止保持，重复 10~20 次。

 基本选择

提示： 对于移动性选项，请重温第 8 章脊柱系列中的连贯桥式运动选择。

在大腿之间放瑜伽砖或健身球： 在大腿之间放置一个小的瑜伽砖或健身球。轻轻地挤压砖或球，并在你上升、保持、降低姿势时保持连接到双脚的三个部分（a）。

在大腿上绑瑜伽带： 紧紧地绕着大腿的外侧绑一条瑜伽带。轻轻地绷紧瑜伽带得到反馈，在你上升、保持、降低姿势时确保连接到双脚的三个部分（b）。

脚掌和脚跟： 进入基本的桥式姿势，在保持姿势的同时将脚跟从地面上抬起（c）。在退出姿势前把脚跟放回地面。用抬起脚掌、脚跟支撑于地面的方式再重复一遍动作（d）。

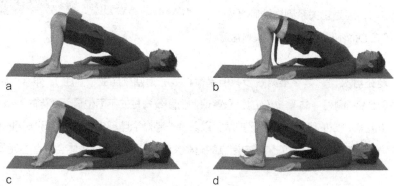

强度选择

　　单腿姿势变化： 提起左腿，与右大腿平行。吸气时右脚用力踩入地面，骨盆离开地面。呼气时慢慢将骨盆放回地面。重复 5~10 次，然后在另一侧进行。这种姿势变化也可以在每侧静态保持 30~60 秒（a）。

　　行进桥式： 按照基本桥式的指导进行，但不是在顶部保持静止姿势，而是抬起一只脚距地面 2.5 厘米，然后慢慢地把它放回原位，换另一只脚。每侧交替重复 5~10 次（b）。

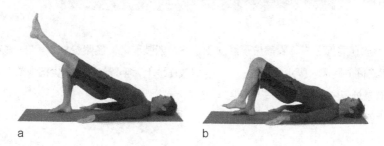

a　　　　　　　　　　　b

 平衡选择

　　在健身球上： 以仰卧的姿势开始，腿伸直，脚跟和小腿压在一个大的健身球上放松。呼气时使骨盆和脊柱逐渐脱离地面，形成桥状。在顶部保持 10~30 秒，然后慢慢地将背部、腰部落回到垫子上。

　　重复 5~10 次。

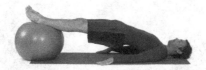

 恢复选择

　　支撑桥式： 在腰部下方放置瑜伽砖（面积适中或最大的一面朝下）。膝盖保持屈曲，双脚放在垫子上，或者你可以尝试将一条腿或两条腿伸直，脚跟放在地板上。手臂可以靠在身体两侧，也可以靠近耳朵向上伸展。保持 1~3 分钟。

　　提示： 如果由于这个姿势变化中的瑜伽砖放置导致腰部有痛感或不舒服的感觉，可将其向上或向下移动 2.5~5 厘米，以找到支持的最佳位置。你也可以尝试一个较低的位置，或更换一个坚实的、长方形的长枕或 Z 形折叠的毯子。

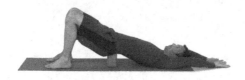

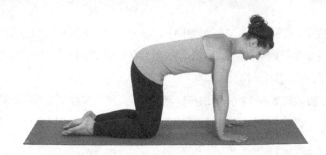

❶ 手放在肩部下方，膝盖位于髋部正下方，四肢着地。使股骨与膝盖在一条线上，保持它们之间的距离。脚尖放在垫子上，手掌放在地上，手臂伸直，指尖指向前方。

❷ 脊柱处于中立位，腹部轻微地参与支撑。

❸ 保持 30~60 秒。

 基本选择

手腕选择：为了减少手腕屈曲，可将你的垫子顶部卷起或在掌根下方放一条小毛巾（a）。

脚部选择：把脚掌而不是脚尖放在垫子上。如果你在基本位置上出现脚部痉挛，则使用这个版本（b）。

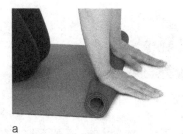
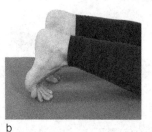

a   b

 移动选择

桌面式扭转：呼气时身体向右旋转，举起右臂。呼气时右臂越过身体前部向左旋转。以流畅的方式重复 5~10 次（a 和 b）。在最后一次重复中，用左臂横穿身体的前部，将左肩和头的一侧放在地板上。右臂向垫子短边伸长，手掌紧紧地压在地板上。保持 30~90 秒，然后在另一边重复运动（c）。

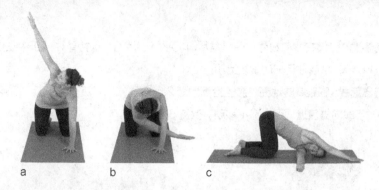

a　　　　　　　　b　　　　　　　　c

桌面式侧弯姿势变化 1： 呼气时使右肩和右髋部相互靠近。吸气时回到中心，呼气在另一边运动。重复 5~10 次。

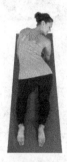

桌面式侧弯姿势变化 2： 将手和身体向右移动 5 厘米，使身体侧弯，保持骨盆稳定和水平。保持 30~60 秒。回到开始的位置，把手和身体移到左侧，保持姿势相同的时间。

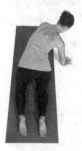

髋部下落： 将膝盖并拢成桌面式。呼气并将骨盆移向右边，吸气使骨盆回到中心。在左侧重复动作，然后继续，创造一个从一边到另一边的流畅运动，配合你的呼吸。重复 10~20 次。

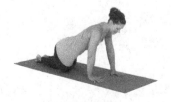

桌面式

强度选择

消防栓式: 提起右臀和右膝，使骨盆尽可能平行于地面，保持脊柱处于中立位（a）。坚持30~60秒，然后在另一侧重复运动。

飞行桌面式: 脚趾踩实地面，膝盖抬离地面2.5~5厘米。手压在垫子上，肩胛骨展开（b）。感觉手掌向脚靠近，而实际不移动。保持30~60秒。

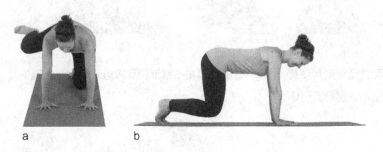

a   b

平衡选择

平衡桌面式姿势变化1: 从桌面式开始，左臂和右腿抬离地面，保持它们与肩部和骨盆在一条线上（a）。保持脊柱处于中立位。坚持30~60秒，然后在另一侧重复运动。

平衡桌面式姿势变化2: 从姿势变化1的位置开始，向左伸左臂，向右伸右腿（b）。坚持30~60秒，然后在另一侧重复运动。

平衡桌面式姿势变化3: 根据姿势变化1或姿势变化2，试着用举起的手臂和腿画小圆圈。重复5~10次，然后从另一个方向画圈。

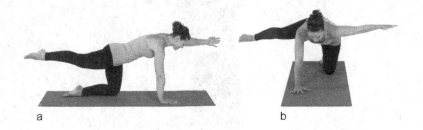

a   b

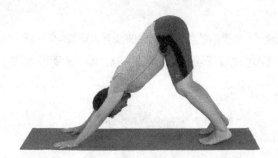

① 手窝成自然的杯状，放在地上，指尖张开。把骨盆朝向天花板抬高，形成倒过来的∨形。轻轻地把手按在地板上。

② 保持膝盖屈曲，找到一个自然的腰椎曲线，移动双脚、脚跟压向地面。当你找到一个稳定的位置，即能保持脊柱和骨盆处于中立位时，才能伸直膝盖。

③ 展开肩胛骨并将其向下拉至骨盆顶部，双手承受同等重量。

④ 保持 30~90 秒。

 基本选择

前臂变化 1： 屈曲肘部，将前臂和手掌放在地板上（a）。

前臂变化 2： 屈曲肘部，将前臂以及小拇指的边缘放在垫子上。双手挤压平放的瑜伽砖（面积最大的面朝下）的两侧（b）。

脚部由毯子支撑： 在双脚的脚跟下放置一条小卷毯（c）。

双脚并拢： 脚和腿并拢，使双腿碰到。你也可以在大腿上部之间放入一块瑜伽砖或一个小的健身球（d）。

双脚分开： 双脚和腿分开与肩同宽或更宽。如果比肩宽更宽，沿着垫子的长边进行，这样你就有空间把脚和腿分开 61~91 厘米（e）。

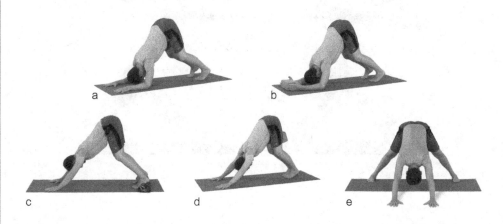

181

移动选择

  下犬式姿势变化1： 从基本姿势开始，屈曲膝盖，双脚向手移动，在屈膝向前折叠之前停下来。慢慢地将脚和脊柱移回到在下犬式中的位置。重复5~10次。

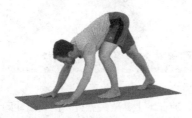

  下犬式姿势变化2： 屈曲膝盖，双手向脚移动，在屈膝向前折叠之前停下来。慢慢地将手和脊柱移回到在下犬式中的位置。重复5~10次。

 平衡选择

  单腿姿势变化1： 从基本位置开始，抬起左腿，使其与骨盆在一条线上（a）。

  单腿姿势变化2： 从姿势变化1的位置开始，屈曲左膝。当向左旋转的时候，保持上半身的稳定，把左髋部展开（b）。

  不对称姿势变化1： 将双脚放在平放的瑜伽砖上并将其抬高（c）。

  不对称姿势变化2： 将双手放在平放的瑜伽砖上并将其抬高（d）。

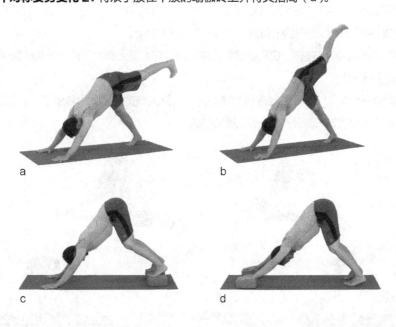

a

b

c

d

❶ 从坐姿开始，膝盖屈曲，双脚放在地板上，脊柱直立处于中立位。

❷ 当上半身向后倒至与地面呈 45 度角时，将手臂向前伸至与上半身垂直，腹部轻微地收缩（a）。

❸ 保持双脚在地面上，或者为了增加挑战，把脚抬离地面，使小腿与膝盖在一条线上（b）。保持臀部两侧承受相等重量。膝盖屈曲，或者为了增加挑战，伸直双腿。只有保持腹部稳定，保持脊柱中立的时候你才能伸直双腿。

❹ 保持 30~60 秒。

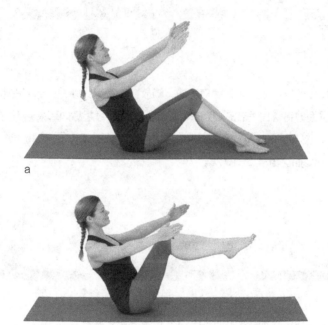

a

b

 基本选择

双手或带子放在大腿后面：双手放在大腿后面，以帮助找到平衡和稳定（a）。如果需要延长手臂的伸展范围的话，在大腿后面绕一根带子，然后用手拉紧。

靠墙：把两只脚靠墙分开，约为髋部宽。这种姿势变化也可以通过屈曲或伸展膝盖进行（b）。

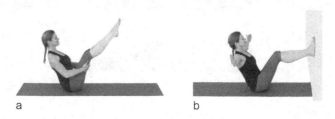

a   b

手臂放在两侧：手臂位于躯干后侧距离其不远的地方，肘部屈曲，手掌放在地板上（c）。

肘部屈曲：手指在头部后侧交叉，肘部向身体两侧伸出（d）。如果手放在头部后面给颈部或肩膀造成过多压力，也可以通过手背接触前额来进行这个动作。

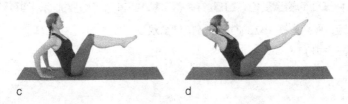

移动选择

关节船式：以仰卧位置开始，膝盖屈曲，脚放在垫子上。呼气时把下巴带向胸部，手臂向前伸展，慢慢地将脊柱关节形成圆形（a和b）。手臂举起靠向耳朵，脊柱来到中立位，然后挺胸抬头，进入一个轻微的后弯式（c）。将手臂向前，呼气时倒序运动，降低骨盆，然后将脊柱朝向地面。重复5~10次。

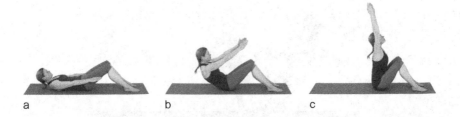

船式旋转：从双脚接地或抬起的船式基本位置开始。呼气时向右旋转，吸气时回到中心，呼气时向左旋转，吸气时回到中心，两侧臀部保持同等重量。重复10~20次（d）。

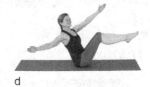

强度选择

低船式：以仰卧的姿势开始，双腿并拢，指尖朝向天空。呼气时把下巴带向胸部，手臂向前伸，慢慢地将头、颈、肩部抬起，腰部压实地面，上半身形成C形。保持双腿伸直，试着将腿部降低。腿离地面越近，就越难保持腹部的稳定。保持30~60秒。

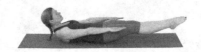

站姿

在生活中你可能听说过良好的姿势是很重要的。也许你的父母鼓励你挺直腰板以示尊重，或者你的老师告诉你不要垂头丧气，要肯定地向世界展示你自己。然而，熟练地保持脊柱直立的能力需要一定程度的意识和技巧，而这种意识和技巧正在走下坡路。事实证明，科技时代对一般人的姿势习惯具有挑战性。

姿势与我们的生活经历的关系比我们小时候想象得更密切。如果我们的父母和老师当时能告诉我们这很重要，那就太好了，因为这不仅仅与站直有关。健康的体态已被证明对呼吸能力有积极的影响。随着呼吸能力的提高，身体的所有系统都会以某种方式受益，尤其是消化系统和循环系统。通过练习健康的姿势，可以减少肌肉骨骼系统的磨损，提高肌肉效率，同时减少不必要的关节退化。重要的是要注意健康的直立姿势并不意味着你必须使你的身体呆板或僵硬。健康的姿势能适应你所处的环境，并能在你进行某种活动时，以最适合的方式使用脊柱和身体。

健康的姿势还能减轻神经系统的压力，随着年龄的增长，这会带来许多意想不到的好处，包括运动范围的改善、疼痛的减轻、肺活量的增加以及更年轻的外表。它也会影响别人对你的看法：当你进行某些互动活动时，比如找工作或发表重要演讲，别人对你体态的印象会影响你的成功或失败。

除了熟练的呼吸之外，熟练地保持脊柱直立的能力是个性化瑜伽治疗训练中最重要的功能性发展之一。这也是我们在这本书中花了大量篇幅去探索山式的原因之一。山式是坚实的基础，通过它你可以成功地建立起你的所有其他站姿。下一节中为你提供了新的有趣的方法来继续培养你在瑜伽练习和日常活动中熟练地保持脊柱直立的能力。

探索：姿势联系

❶ 回顾第 5 章的山式。接下来的探索应用了你在"战士一式"那一节中所探讨的一些基本概念。

❷ 以你最喜欢的战士一式站立。特别注意你的脚、骨盆、脊柱、肩膀和头部之间的关系。这个位置的重心在哪里？你以何种程度的努力或放松使自己挺直？

❸ 注意哪些方面的努力是必要的和有帮助的，哪些方面会消耗你的精力。僵硬和活跃的区别是什么？放松与懒惰或慵懒之间的区别是什么？

❹ 现在，让你的意图高效或省力而不懒惰。此种努力或放松的改变如何影响你的姿势？如果你把自己拉向天花板，就像头顶上有一根绳子拉着一样，感觉如何？

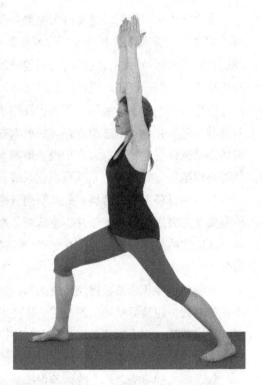

❺ 探索在这种姿势下骨盆的运动。慢慢地使骨盆处于轻微的后倾和前倾的位置。当你发现脊柱处于中立位时，注意这会如何影响你的姿势体验。

❻ 以这种姿势探索你的脊柱。试一试屈曲（前屈）、伸展（后弯）、旋转（扭转）和侧屈（侧弯）姿势。你的姿势意识是如何随着脊柱的位置而改变的？

❼ 以这种姿势探索你的脚部运动。当你把脚的三个点——大脚趾、小脚趾和脚跟中心——连接到地板上时，要特别注意你的姿势会发生哪些变化。

❽ 现在通过双脚尝试向彼此移动而实际不动来激活腿部。试着在不移动双脚的情况下将双脚分开，以此激活双腿，就好像你要撕开垫子一样。这些肌肉动作的意图如何改变你的经验？

❾ 尝试在前面的部分探索分层呼吸和激活核心。它们如何改变你保持直立的体验？随着你进入本节重点介绍的姿势，继续探索这些层次的意识。

椅子式

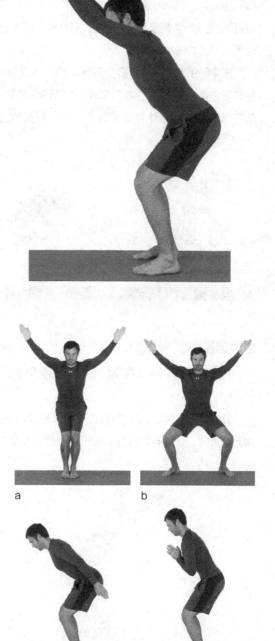

❶ 从山式开始，双脚分开与髋同宽。身体略向前屈，让每只脚的三个点接触地面。屈曲膝盖，臀部向后，微向下蹲。将膝盖超过脚尖或刚好不超过脚尖。

❷ 在你举起手臂靠向耳朵时，手臂张开与肩同宽或更宽，手掌相对，脊柱处于中立位。

❸ 保持30~60秒。

 基本选择

狭窄底部：双脚和双腿并拢。以较窄的底部支撑，脚部三个点与地面相接触（a）。

宽底部：两腿相距61~91厘米，脚尖略向外（b）。

手臂在身体一侧：手臂沿着身体放在两侧，手掌相对。努力伸长手臂（c）。

手掌并拢：手掌置于胸前，轻轻地合拢（d）。

a

b

c

d

椅子式

移动选择

旋转：从基本位置开始，手臂伸向外侧至肩高。双手握住瑜伽带或弹力带的两端，在胸前拉紧它。呼气时从脊柱中部向左旋转，保持手臂伸直，带子绷紧。移动的时候，保持每只脚的三个点承受同样的重量。吸气时返回中心位置。重复5~10次，左右侧移动。你也可以不借助瑜伽带（a）。

猫牛椅子式：从基本姿势开始，手臂伸向外侧至肩高，双手握拳。呼气，拳头转动并向下移动，肩部随之向下移动，上背部呈弧形（b）。吸气，拳头转动并向上移动，肩部随之向上移动，让脊柱回到中立位，打开胸腔，形成一个轻微的后弯式（c）。重复5~10次。

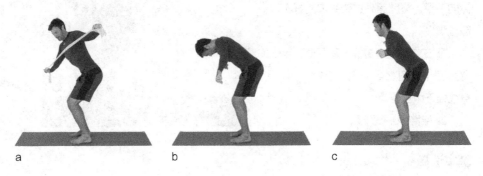

a   b   c

强度选择

瑜伽带：从基本位置开始，双手将瑜伽带举过头部。沉肩，拉紧瑜伽带。保持30~60秒（a）。

靠墙：背靠着墙站着。双脚位于身体前侧，膝盖屈曲约90度。小腿和脚在膝盖下对齐。靠到墙上时，保持脊柱直立，处于中立位。手臂向两边伸出，肘部靠墙屈曲90度，手掌朝前。保持30~60秒（b）。

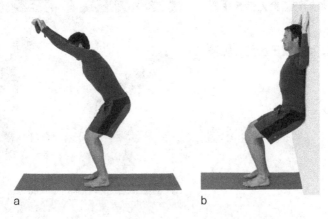

a   b

平衡选择

平衡椅姿势变化 1： 从左脚站在平放的瑜伽砖（面积最大的一面朝上）上开始，手臂向两侧平举。把两只脚的脚趾并拢，双脚分开与髋同宽。左膝屈曲，保持骨盆水平。

为了更熟练地使用不对称的底部姿势，减少膝盖屈曲和臀部下沉的程度。保持 30~60 秒，然后在另一边重复运动（a）。

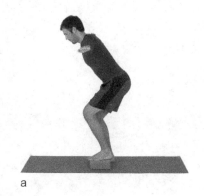

a

平衡椅姿势变化 2： 从基本椅子式位置开始，手臂向两侧平举。抬起一只脚离地面约 5 厘米，同时保持脊柱中立。保持 30~60 秒，然后在另一边重复运动（b）。

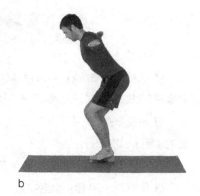

b

平衡椅姿势变化 3： 站立时脚跟离地，脚掌保持平衡。双手在胸前合十。

屈曲膝盖，下蹲，直到你能通过整个脚掌保持与地面连接，然后不借助任何帮助回到站立姿势。用脚掌接地或者放下脚跟返回站立山式，以协助动作的进行。

保持 30~60 秒（c）。

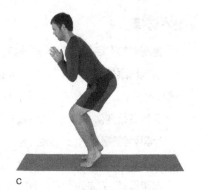

c

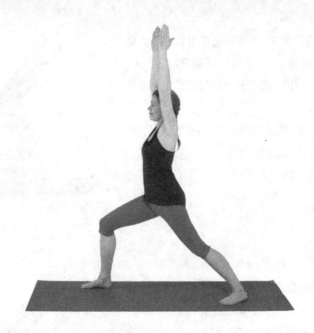

❶ 从站立开始，双脚分开与髋同宽。左腿向后一步，保持右腿向前。将双腿分开，就像站在铁轨上一样，间隔30~61厘米。

❷ 屈曲右膝，将每只脚的三个点都与地面相接触，同时激活后腿。后脚踩在身体后面的地面上，脚和骨盆略向垫子边缘转动。

❸ 脊柱保持中立，伸出手臂靠近耳朵，手掌相对。

❹ 保持30~90秒，然后在另一边重复运动。

 基本选择

宽底部和窄底部： 减少前后两条腿之间的距离进行练习（a）。

抬起脚跟接地： 从基本位置开始，随着你将后脚掌作为轴心，后脚离开地面时，稍微向前移动骨盆。保持姿势的时候，保持后脚掌从大脚趾到小脚趾均匀地接触地面（b）。

手臂姿势变化1： 从基础位置开始，双手放在髋部（c）。

手臂姿势变化2： 从基础位置开始，将左手臂举过头部，同时右手臂放在身体侧面（d）。

后脚靠墙： 把后脚跟靠在墙上（e）。

前膝靠墙： 在前腿膝盖和墙之间放一块瑜伽砖。使用瑜伽砖的反作用力和膝盖的轻压力将瑜伽砖定到墙上（f）。

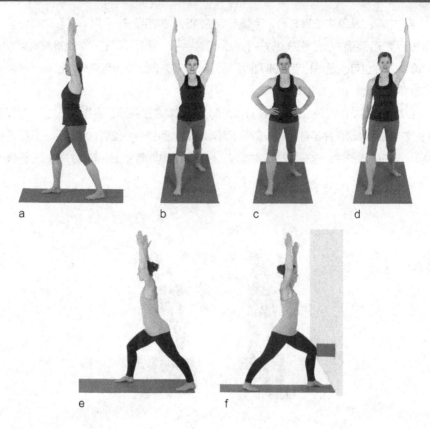

a　　　　　　　b　　　　　　　c　　　　　　　d

e　　　　　　　　　f

 移动选择

　　脊柱屈曲： 从基本位置开始，手臂伸直，放在身体后面，手掌朝向天空，双手握紧一条带子的两端。当你前屈时，将脊柱弯向大腿，手臂向上抬起（a）。

　　猫牛式： 从基本位置开始，手臂向两侧平举，双手轻握拳并面向天空。呼气，拳头转动并向下移动，肩部随之向下移动，脊柱上部和中部呈C形（b）。吸气，拳头转动并向上移动，肩部随之移动，让脊柱回到中立位，打开胸腔，形成一个轻微的后弯式（c）。重复5~10次。

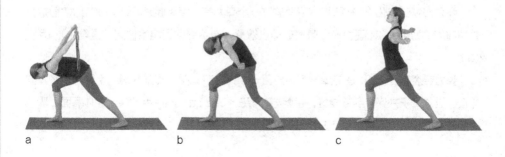

a　　　　　　　　　b　　　　　　　　　c

脊柱旋转：从基本位置开始，手臂向两侧伸出，肘部屈曲 90 度。在你向右旋转，向左旋转，然后返回中心位置的过程中，保持骨盆水平，让每只脚的三个点接触地面。重复 5~10 次。你也可以通过把手臂伸到两侧至肩部以下来做这个姿势变化，拉紧一根瑜伽带或弹力带（d）。

侧屈：从基本位置开始，手臂在身体两侧，把右臂举过头顶。当你将脊柱向左侧弯时，将左臂向左侧滑动，并将身体的一侧向下滑向地面。回到中心位置，切换另一只手臂向上举起，向右侧弯脊柱，这一次左腿向前迈。也可以通过双臂向上，双手并拢或分开来进行这种姿势变化（e）。

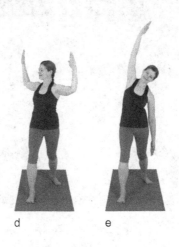

d　　e

 强度选择

髋关节屈曲和脊柱中立：从基本位置开始，身体前倾，上半身与地面呈约 45 度角，与左腿在一条直线上（a）。你也可以通过手臂伸出至肩高或举至耳朵旁来完成这种姿势变化。

弹力带姿势变化 1：在前脚掌下面放置一个弹力带，两手握紧两端，双臂屈曲，保持上臂与身体以及手腕与前臂在一条线上，将带子拉向身体。呼气时伸直双臂，回到起始位置。重复 10~15 次（b）。

弹力带姿势变化 2：在前脚掌下面放置一个弹力带，两手握紧两端。呼气时双肘抬高并屈曲约 90 度，将带子拉紧。吸气时伸直双臂，使手臂回到起始位置。重复 10~15 次（c）。

弹力带姿势变化 3：在前脚掌下面放置一个弹力带，两手握紧两端，手臂向前膝方向伸直。拉紧带子并保持手臂伸直，手腕与前臂在一条线上，然后手臂移至身体后面。吸气时手臂回到起始位置。重复 10~15 次（d）。

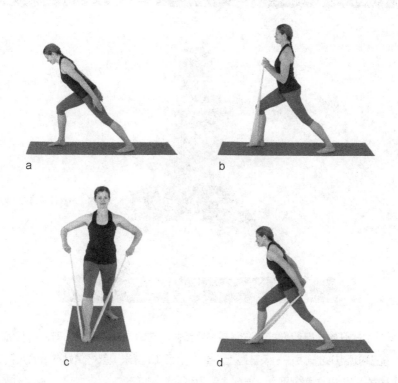

a　　　　　　　b

c　　　　　　　d

 平衡选择

> **后脚在瑜伽砖上：** 后脚踩在平放的瑜伽砖（面积最大的面朝上）上。

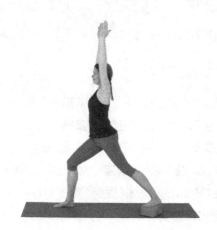

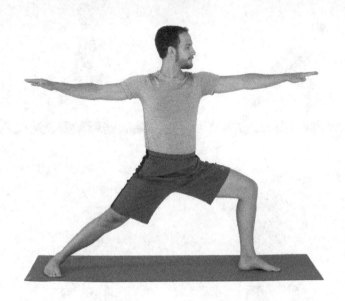

❶ 从山式开始。随着你打开右髋部并且骨盆向右时，保持左脚向前，右脚迈到垫子后面。前脚和后脚的脚跟在一条直线上，或者相距 15 厘米（就好像站在铁轨上而不是平衡木上一样）。手臂向两侧平举，与身体呈 T 形，手掌向下。

❷ 屈曲前膝，让前脚的所有三个点与地面接触。激活后腿，让后脚的三个点接触地面。右髋部和脚的位置练习：稍微向内，平行，稍微向外。脊柱可以在姿势保持期间保持中立。

❸ 保持 30~90 秒，然后在另一边重复。

 基本选择

宽底部和窄底部： 通过减少前后两条腿之间的距离来练习（a）。

手臂姿势变化 1： 从基本位置开始，双手放在髋部（b）。

手臂姿势变化 2： 从基本位置开始，后臂举过头顶，前臂向前伸直至肩高（c）。

前膝靠墙： 在你的前膝和墙之间水平放置一块瑜伽砖（面积适中的一面朝上）。使用瑜伽砖的反作用力和膝盖的轻压力将瑜伽砖固定到墙上（d）。

身体背部靠墙： 用战士二式的基本位置，将身体背部靠墙，让墙帮助创造更多的姿势意识（e）。

前臂靠墙： 用前手抵住一块瑜伽砖面积最小的一面，将瑜伽砖的另一面按在墙面上（f）。

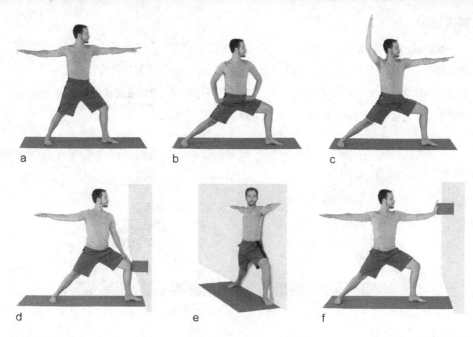

a　　　　　　　b　　　　　　　c

d　　　　　　　e　　　　　　　f

移动选择

　　猫牛式： 从基本位置开始，手臂向两侧平举，手掌朝上。呼气，肩部向下移动，使脊柱向前卷（a）。吸气，肩部向上移动，使脊柱向后伸至中立位，形成一个轻微的后弯式（b）。重复5~10次。

　　旋转： 从基本位置开始，手臂在身体前面打开，至肩高或略低于肩，拉紧一根瑜伽带或弹力带。随着你向右和向左旋转时，保持骨盆水平并且每只脚的所有三个点都接触地面。重复10~15次。你也可以不借助弹力带，肘部屈曲90度，或者双臂伸直，向两侧平举来做这种姿势变化（c）。

　　侧屈： 从基本位置开始，手臂放在身体两侧。前侧手臂伸直抬起，指尖朝向天花板，后侧手从后腿往下滑，侧弯脊柱。另一只腿向前并重复运动（d）。

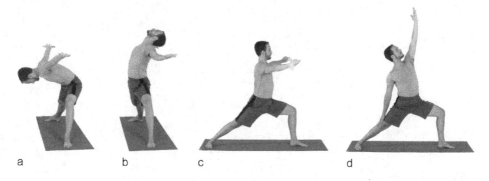

a　　　　　　　b　　　　　　　c　　　　　　　d

强度选择

　　弹力带： 从最基本的位置开始，带子一头放在后脚下面。用前手握住另一头，保持前侧手臂位于身前并且将肩部向内旋转（a）。肘部屈曲，手臂外展并外旋，然后伸直，向前和向上伸展（肩高或略低于肩高）（b）。在姿势保持期间，后臂在肩部高度向外侧伸出。倒序运动，回到起始位置，重复5~10次，然后在另一侧运动。

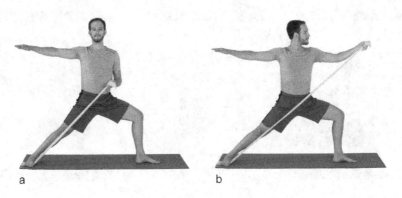

a　　　　　　　　　　　　　　　　b

 平衡选择

　　前脚在瑜伽砖上： 将前脚放在平放的瑜伽砖（面积最大的面朝上）上。

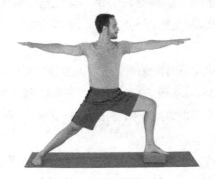

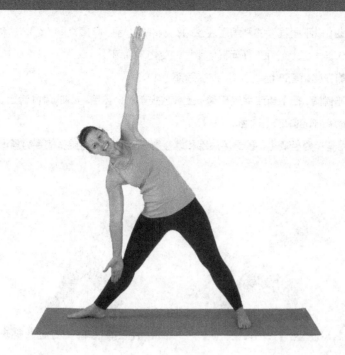

❶ 从战士二式开始，右腿向前，手臂向两侧平举。伸直前腿，侧弯脊柱，使上半身位于前腿的上方。

❷ 右手轻触前腿的大腿或小腿。保持核心激活，以控制姿势，避免全部重量由手部支撑。

❸ 左臂垂直于地面向上。颈部与脊柱在一条线上，头部面向前方。

❹ 保持 30~60 秒。

 基本选择

宽位置和窄位置： 减少或增加前后两条腿之间的距离（a 和 b）。注意，该姿势下脊柱处于中立位。

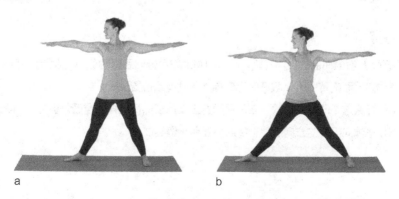

a   b

前膝屈曲： 以不同程度的膝盖屈曲练习，从非常小到90度之间（c）。这种变化可以通过将前臂放在大腿上或探索任何其他手臂的变化来练习。

手臂姿势变化： 弯曲上臂并将手放在髋部（d）。

椅子或瑜伽砖： 把下臂或手放在椅子上或放在前腿外侧或内侧的瑜伽砖上。可以改变椅子或瑜伽砖和你的脚之间的距离（e）。

墙： 使用基本姿势变化，使身体后部和墙接触，以帮助创造更多的姿势意识（f）。

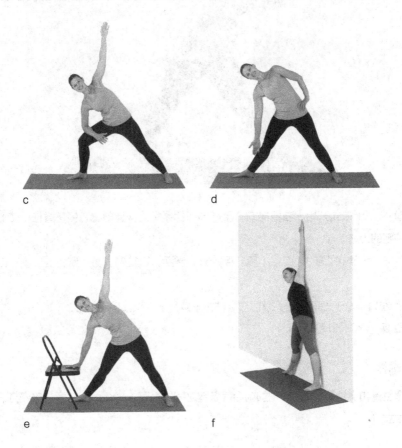

c

d

e

f

 移动选择

流动： 从膝盖屈曲的位置开始。呼气时将上方手臂向后挥动（a），然后手臂向前运动，并将身体向地面旋转（b）。吸气时手臂向上回到起始位置。

当你探索这个动作的时候，在每只脚的三个点上保持同样的重量。重复5~10次，然后手臂和身体向相反的方向运动，然后再在另一侧尝试。

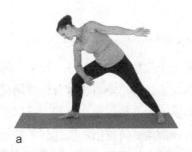 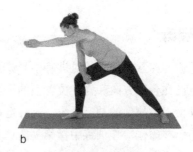

a   b

强度选择

瑜伽带拉力：从基本位置开始，手臂向两侧伸出，与肩部呈一条直线，在双臂之间拉紧瑜伽带。当你进入姿势时，不把右手放在腿或瑜伽砖上，不借助右臂和手的支持来做动作（a）。

不借助手：从基本位置开始，双臂举过头顶，稍微远离耳朵（b）。当你进入姿势时，手臂保持在这个位置，并且不借助小臂或手的支持来做这个姿势。

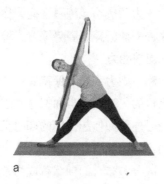 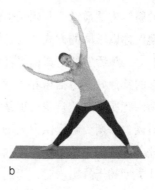

a   b

平衡选择

颈部位置：在任何姿势变化中，当你转动头部向下看地面（a）或向上看天空（b）时，保持颈部与脊柱在一条线上。颈部位置的选择显示在不对称的姿势变化中。

不对称的姿势变化：把右脚放在一块平放的瑜伽砖（面积最大的面朝上）上。右手放在另一块竖立的瑜伽砖（面积最小的面朝上）上（a和b）。

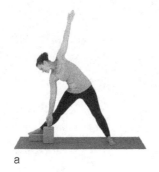 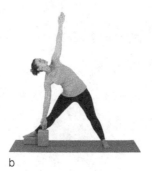

a   b

平衡姿势

在你的探索方面，你对训练中身体处于平衡状态的感觉并不陌生。你一直在培养自己在各种方向和脊柱位置上的平衡能力，并以不对称和身体两侧交替进行的运动模式挑战你的神经系统，这种运动模式旨在增强你在空间中感知身体位置的能力。在瑜伽治疗训练中探索平衡对身体的益处可能已经渗透到了其他的生活追求中。平衡是任何运动的一个重要元素，因为如果你总是摔倒的话，你就不能很好地完成某项运动！任何武术家都会告诉你，平衡和意识是产生力量的关键。

在你的日常活动中平衡也很重要。当你失去平衡时，你恢复平衡越快，你的动作就越安全。每年有很多老年人因跌伤而在急诊室接受治疗。目前尚不清楚到底有多少跌倒事故导致死亡，但对许多人来说，康复后生活质量下降或行动能力下降的可能性很大。这意味着，主动改善你的平衡和增加你的本体感觉，实际上可以改善你的整体生活质量，并延长生命。为了成功地练习平衡，你还必须探索跌倒。我们建议你以不同的方式去进行失去平衡的摔倒姿势练习，培养有技巧地应对摔倒的能力，然后发展出真正驾驭平衡的能力。

平衡训练的其他好处包括培养注意力和集中力，同时保持安静的头脑。通过有规律的平衡训练所带来的自我意识是无价的，特别是当你把你的理解转化融入日常活动的时候。平衡姿势提供了关于身心连接如何起作用的即时反馈。如果身心方面受到任何程度的干扰，这种干扰的不稳定性会立即在你的体式体验中反映出来。当这些类型的干扰出现时，识别、区分和整合的训练就成为重要的组成部分。运用你对自己的了解来提高你的整体生活平衡。当你在日常生活中继续探索平衡和跌倒练习中的新挑战时，对自己要有同情心。

探索：平衡元素

❶ 从山式的站立姿势开始（如果必要的话靠墙站着），把一只脚从离地约 2.5 厘米抬高到 30 厘米，双臂放在身体两侧。当你开始探索平衡时，注意站立腿的脚踝和脚。脚的哪些部分或多或少地与地面相连？脚踝是否移动？脚和脚踝僵硬和紧绷吗？在另一条腿上进行探索。两侧的体验有何不同？

❷ 接下来，加大脚踝和脚部的运动：让它们左右晃动一下。注意脚踝和小腿两侧的肌肉。你能感觉到它们是如何快速应对挑战的吗？注意这个关注点如何改变平衡的体验。现在试着让脚踝和脚完全固定和静止。发生了什么变化？当你掌控了平衡，用这些概念来练习，看看你是否能在僵硬和流动性之间建立一种均衡。在另一条腿上做同样的动作。同样地，两侧的体验有何不同？

❸ 在单脚平衡的时候，以改变手臂的位置来进行练习。试着双手放在髋部，手掌合十放在胸前、伸到身体前面、肩部的两侧以及头顶以上。手臂的位置能给你关于你的身体位置的什么信息？手臂的某些姿势是否比其他姿势更容易或更不容易地帮助你找到平衡？

❹ 现在进行单脚失去平衡的练习。试着向前、向后和向侧面摔倒，然后回到保持平衡的位置。现在进行旋转身体练习。在还能让自己恢复直立的前提下，你能在多大程度上失去平衡？恢复平衡状态。摔倒的方式如何影响你保持姿势的体验？

❺ 把你的平衡探索转移到你的眼睛上。在地平线上挑一个地方，轻轻地凝视。如果你在室内练习，在房间里找一个与眼睛同高的焦点。把你的焦点转移到地板上一段时间，然后再转移到天花板上。引入这些焦点后你的平衡体验有何改变？

❻ 试着在不移动头部、颈部或脊柱的情况下保持平衡，将眼睛向上、向下、向右和向左移动。身体的其他部分想跟着眼睛走吗？你能把眼睛的动作和身体的其他动作区分开来，并且保持这个姿势吗？

❼ 现在完全闭上眼睛。注意因失去了视觉而难以判断位置后，身体是如何摇摆的。保持注意力集中，并开始使用手臂和腿代替眼睛以帮助收集这些信息。现在看来这似乎是不可能的，但通过练习，即使你闭上眼睛，你也可以发展或完善你的平衡能力！

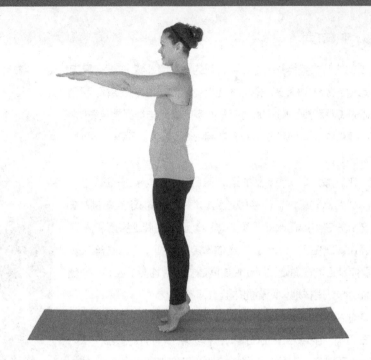

① 双脚张开与髋部同宽站立，手臂在身体前面伸直、与肩同高，脊柱保持中立。

② 抬起双脚的脚跟，保持前脚掌平衡。

③ 保持 30~60 秒。退出姿势时，缓慢将后脚跟降至地面。

 基本选择

狭窄底部： 在后脚跟离开地面前，将双脚和双腿并拢（a）。

髋部外旋转： 以双脚并拢的姿势开始，移动髋部使脚跟向中线旋转，在脚跟离开地面之前，双脚脚尖分开（b）。

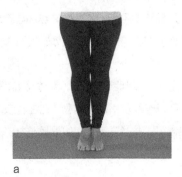

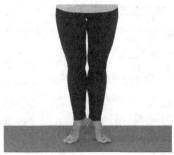

a   b

瑜伽砖或健身球： 在大腿间放一个小的健身球或瑜伽砖，在整个动作中轻轻地挤压它并保持住（c）。

墙： 从基本位置开始，双手接触墙壁，然后将脚跟抬离地面（d）。

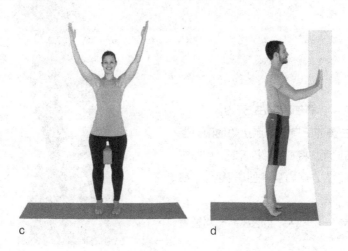

c

d

 移动选择

扭转： 从基本位置开始。呼气时向左旋转，保持 15~60 秒。吸气时返回中心。在另一边重复动作（a）。

侧弯式： 从基本位置开始，双臂举过头顶。呼气时向右侧弯身体，保持 15~60 秒。吸气时回到中心。在另一边重复动作（b）。这种姿势变化也可以通过双手拉紧瑜伽带进行。

后弯式： 从双手举过头顶的基本位置开始。当你把胸部抬向上方时，通过后背关节运动。稍微仰头，保持颈部后部的空间和长度。保持 15~30 秒（c）。这种姿势变化也可以通过双臂在身体后面向下，双手拉紧瑜伽带来进行。

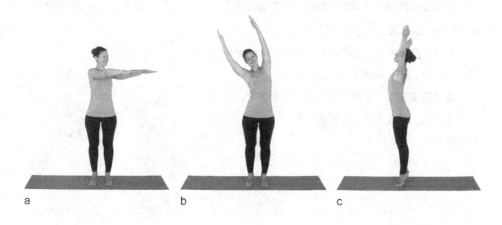

a

b

c

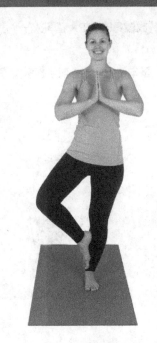

❶ 从双手合掌在胸前站立开始。

❷ 让左脚的所有三个点接触地面。当你把脚抬离地面并将右髋部打开时，屈曲右膝。把右脚放在左腿内侧。把脚轻轻地压在腿上，对侧亦然。

❸ 保持 1~2 分钟，然后在另一侧重复运动。

 基本选择

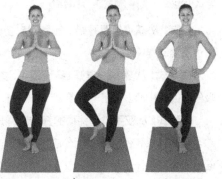

脚放在地板上：不把右脚抬离地面放在左小腿上，而是把右脚脚跟抬离地面，脚掌放在地板上（a）。

脚与腿分开：将屈曲的膝盖一侧的脚放在离站立腿内侧约5厘米的地方，而不接触（b）。

手臂放在髋部：把手放在骨盆上，肘部向外屈曲。放在骨盆上双手轻轻地下压（c）。

身体一侧靠墙：站立腿靠墙。将站立腿一侧的手放在墙上（d）。手臂伸直，垂直于地面。

弯曲膝盖靠墙：屈膝的腿靠墙。将瑜伽砖放在膝盖和墙之间。轻轻地用膝盖抵住瑜伽砖，在保持姿势的同时保持骨盆水平（e）。

a　　　　b　　　　c

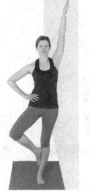 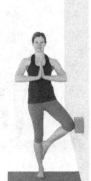

d　　　　e

移动选择

脚踝姿势变化 1：减少脚和腿之间的连接，不要完全断开接触。让站立腿的脚踝从左到右轻微摆动。

脚踝姿势变化 2：一只腿踩在平放的瑜伽砖（面积最大的一面朝上）上（a）。

树式关节运动：从基本位置开始，手臂向两侧平举，双手握拳朝上。呼气拳头转动并向下移动，肩部随之移动，使脊柱上部呈圆形（b）。吸气，拳头转动并向上移动，肩部随之移动，打开胸腔，形成一个轻微的后弯式（c）。重复5~10次。

扭转树式：从基本位置开始，胸前合掌。呼气时通过身体向右旋转。保持15~30秒。吸气返回中心并向左旋转。另一条腿站立重复运动（d）。

摇摆侧弯树式：让上身慢慢地左右摇摆和侧弯，创造一个流畅的侧弯体验（e）。

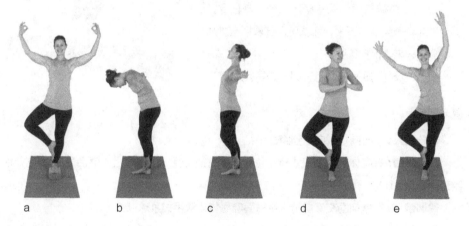

a　　　　b　　　　c　　　　d　　　　e

恢复选择

仰卧树式：以仰卧的姿势再次做树式，双臂举过头顶。

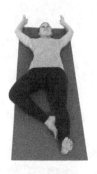

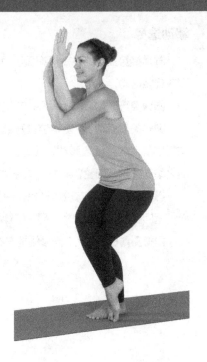

❶ 双腿并拢站立。双臂弯曲，在身体正前方上下交叠，肩胛骨展开。手可以分开，也可以让手背或手掌接触。

❷ 屈曲膝盖，臀部向后下沉。从右大腿后侧交叠在左大腿前部。随着你并拢双腿，并将臀部向后和向下形成一个不对称的蹲式时，保持右脚趾在地面上。

❸ 上身微微前倾，保持身体平衡，脊柱保持主动中立。一旦稳定下来，你就可以试着把右脚从地板上抬起来，保持单腿平衡。

❹ 保持 30~60 秒，然后在另一边重复运动。

 基本选择

部分进入：不要向下或向后到蹲式（a）。

交叉手臂：在身体前面交叉双臂，将一只手臂放在另一只手臂上，然后屈曲肘部，将手环绕肩膀（b）。

瑜伽带：在身体前面交叉前臂，手掌面向身体。双手拉紧瑜伽带（c）。

手臂放在中心：把手掌和前臂并拢放在身体前面（d）。这种变化也可以通过双腿交叉完成。

脚在瑜伽砖上：从基本位置开始，将右脚放在地板上的平放的瑜伽砖（面积最大的面朝上）上（e）。

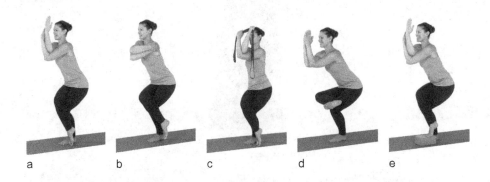

a　　　　b　　　　c　　　　d　　　　e

数字 4 腿姿：将右踝关节放在左膝以上，当你蹲的时候允许右髋关节向外旋转（f）。

靠墙：背靠墙 30 厘米站着，下蹲，身体前倾，臀部接触墙壁（g）。

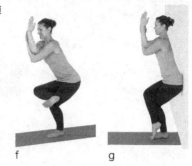

f　　　g

移动选择

仰卧鹰式姿势变化 1（手臂流动）：以仰卧的姿势开始，膝盖屈曲，双脚放在垫子上。屈曲双肘，双臂在正前方上下交叠。双手可以分开，也可以让手背或手掌接触。将右大腿放在左大腿上方，使左大腿后部与右大腿前部接触。右脚放在地板上。

吸气并轻轻地将交叠的手臂向头部方向移动，超过头部。呼气，手臂朝胸部向下移动（a）。关注肩部运动的同时，脊柱保持中立。重复 5~10 次。换另一只手臂，在另一侧重复动作。手臂的连贯动作也可以通过站立的姿势变化进行。

猫牛式：从基本站立姿势变化的位置开始，吸气并在头部前方举起手臂，形成一个轻微的后弯式（b）。呼气并将手臂朝胸部下降，向前屈曲，关注上半身（c）。重复 5~10 次，然后在另一侧重复运动。

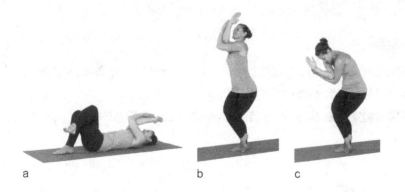

a　　　　　　　　b　　　　　　　c

恢复选择

仰卧鹰式姿势变化 2：以仰卧的姿势开始，膝盖屈曲，脚放在垫子上。将右大腿放在左大腿上，使右大腿后部交叠在左大腿前部。将腿部朝向身体，并抓住小腿或脚踝，以保持姿势。把左手放在右大腿上，轻轻地将它拉向身体的中线。保持 1~2 分钟，然后在另一侧重复运动。

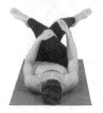

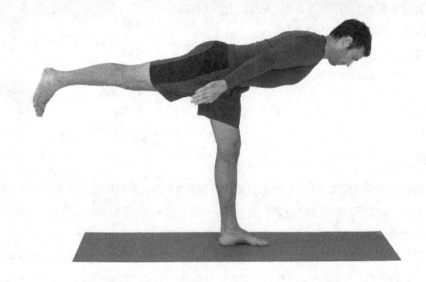

❶ 站立时双脚分开与髋同宽,手臂在体侧自然下垂,掌心朝里。右腿向后迈一步(30~91 厘米),将右脚掌放在地板上。

❷ 脊柱处于中立状态,将身体从髋部向前折叠,右脚从地面抬起,使身体与地面平行,右腿与上身平行。右脚勾脚尖。保持手臂伸直,位于身体两侧。

❸ 保持 30~60 秒。

 基本选择

部分进入: 上身前倾。使腿与上身在一条线上,但相对于地面保持较小的角度(a)。

屈膝姿势变化 1: 稍微弯曲前腿(b)。

屈膝姿势变化 2: 屈曲后腿膝盖,从小幅度的屈曲到 90 度的屈曲(c)。

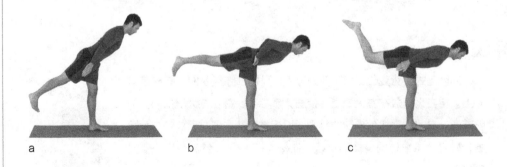

a   b   c

屈膝姿势变化 3: 结合姿势变化 1 和姿势变化 2,弯曲腿部(d)。

手臂姿势变化 1: 沿着头部抬起左臂并将右臂放在身体侧(e)。

手臂姿势变化 2: 将手臂外展,与肩部呈一条直线,手掌朝向地面(f)。

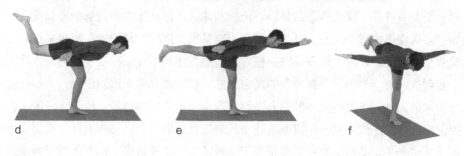

 强度选择

墙面姿势变化 1: 双臂与上半身呈一条直线,双手按在墙上(a)。

墙面姿势变化 2: 后脚压在墙上。这是一个很大的变化,尝试将手臂移动到不同的位置(b)。

瑜伽带拉力: 在进入姿势之前,将手臂置于身体前方,手掌朝前。当你进入、保持和退出这个姿势时,双手拉紧瑜伽带或弹力带(c)。

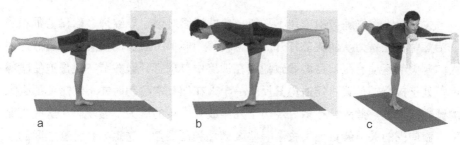

 平衡选择

健身球滚动: 从基本位置开始,将健身球放在身体前面的地板上。将右手放在球上,然后沿一个小圆圈滚动球。重复 5~10 次,然后把它转到另一个方向。

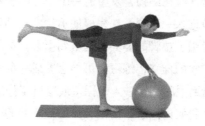

209

髋部

如果你曾经上过团体瑜伽课或者学习过其他瑜伽书籍，你可能已经注意到了对"髋关节打开"这个概念的强调。传统的体式训练高度重视髋部的柔韧性，因为许多瑜伽体式都是用来为冥想做好身心准备的。这些"传统的"冥想坐式需要髋部很大程度地外旋。你可以在一些古老的瑜伽体式中和一些更现代的瑜伽体式中看到这一点。然而，最被推崇的冥想坐式，在结构上并不适用于今天大部分练习瑜伽的人。对于那些准备好的人来说，这是一个很好的坐姿。但是，一般人在探索瑜伽的治疗效果时，不需要莲花坐式来进行，因为它在结构上既不实用，也不是冥想的必要条件。冥想更多是关于一种特定的精神状态，而不是关于特定坐姿的能力。

批判性地审视通常被归为髋关节打开的练习的范围时，一个模式出现了：过多的姿势关注于髋关节的外部旋转。如果体式的传统目的之一是让身心做好长时间静坐冥想的准备，那么强调开放性就开始变得有意义了。然而，许多传统瑜伽士的练习意图与现代的练习者不同，传统的练习强调让身体为长时间的冥想做准备，这在现代风格中变成了一种不切实际的倾向：倾向于髋部的柔韧性而不是髋部的稳定性。

关于现代瑜伽练习中这种不平衡现象的持续对话，导致许多瑜伽老师和瑜伽治疗师将注意力从髋关节打开的概念转移到髋部灵活性的概念上。虽然许多人的髋关节运动有限，可能导致他们在训练中寻求打开髋关节，但是迫使髋部反复处于极端的位置可能适得其反。一个人在做日常活动时并不真需要那么大的髋部柔韧性。此外，很多人经历了几年或几十年的髋关节僵硬。在这些情况下，髋周围的关节囊可能失去了一些柔韧性和延展性。这意味着骨骼之间的空间更窄，试图进入莲花式或任何其他需要极端运动范围的姿势，可能会磨损关节面，损伤关节，特别是如果练习者在尝试执行这些运动范围时使用重复力量的情况下。

在实践中，防止这种潜在的损害发生的一个很好的经验法则是在避免使用手或手臂推或者拉髋关节进入一系列无法完成的运动中。例如，许多人在树式中把脚拉入腹股沟里，或者用手拉脚的姿势把腿举到上方。虽然这种方法可能不会立即造成伤害，但随着时间的推移，练习者可能会养成一种将髋关节拉入运动范围的习惯。重要的是不借助手的支持进入、保持或退出姿势来进行探索。

在前面的章节中，我们讨论了柔韧性和灵活性之间的区别，我们要求你把通过瑜伽练习可能取得的任何柔韧性方面的提高，放在能够控制运动范围的背景下。要注意我们的工作重点在髋部。髋关节和其他任何关节的练习目的一样，确保你不过于强健或过于柔韧。这样做的目的是控制你包括髋部在内的所有关节的活动能力。在阅读本书的整个过程中，你已经在研究灵活性的概念，并且已经探索了涉及髋关节灵活性的瑜伽姿势。在这一点上，你了解了髋关节运动的平衡需要稳定、灵活性和运动控制相结合。

尽管如此，对于那些髋关节活动受限的人来说，在瑜伽练习中探索髋关节灵活性的概念作为平衡有限运动范围的一种方法是很重要的。如果你的目的是放松紧张的臀部肌肉，考虑使用一个温和的方法，让你的身体感到安全，因为你的重点是放松神经系统。一个渐进的、进步的、有同情心的、以呼吸为中心的策略会比一个把你推向极端运动的策略更有效。这也将有助于你在移动和恢复部分探索姿势变化。在恢复部分的姿势可能提供时间和空间来处理能量、情绪、心理和精神模式问题，并且当你探索你身体的这一领域时，为各种个人询问和综合的身心理解提供沃土。

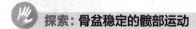 **探索：骨盆稳定的髋部运动**

❶ 重温第 8 章中的仰卧脚部、腿部和髋部序列，重点在于在不同的方向上区分髋关节的运动和骨盆的运动。在所有这些位置中，随着你在关节窝移动髋部，你能保持骨盆相对静止吗？

❷ 现在做一个仰卧的姿势，双臂靠两侧，两腿平放在地板上。保持腿部放松，双脚指向自然放松的方向。做几次呼吸，脊柱进入主动中立，骨盆两侧在地板上保持承受同等的重量。

❸ 吸气并慢慢将右腿向右旋转，使脚趾向右侧（外旋）。探索将骨盆转向一侧或另一侧之前，你能将腿旋转多远（a）。呼气时慢慢旋转腿回到开始的位置，并向左腿旋转（内旋）（b）。当你移动髋关节的时候，你能保持骨盆的稳定吗？在右腿上重复几次动作，然后在左腿上尝试动作。两侧的体验有何不同？

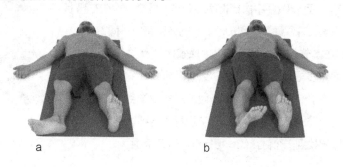

a　　　　　　　　　　b

❹ 如果你在髋关节移动的时候不能保持骨盆的稳定，试着感知到什么时候发生的骨盆运动。你能使髋关节运动变小，并想出如何在骨盆移动之前停止髋关节运动吗？先用右腿试试，然后用左腿试一试。每一侧的体验有什么不同？

❺ 现在试着将膝盖屈曲并将脚放在地板上，完成髋关节运动，保持小腿与膝盖在一条线上。再一次，先用右腿试试，然后用左腿试试。当膝盖屈曲而不是完全伸展的时候，你的体验有什么不同？

❻ 身体左侧躺在地板上。稍微抬起右腿，并将其转向天花板（外旋）。现在把它转向地板（内旋）。当你的骨盆没有地板的支持和反馈时，你的体验是如何变化的？当你达到髋关节运动的极限时，你会更多或更少地感觉到这一点吗？当骨盆开始移动时，是否更难或更易注意到这一点？转到右侧躺着，旋转左腿。两侧的体验有什么不同？

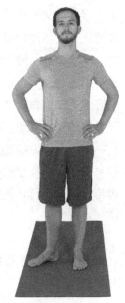

c

❼ 以山式姿势站立。将更多的重量放在左腿上（c）。随着你通过髋关节运动将脚移向右移（外旋），减轻右脚前部的重量，然后进入左侧（内旋）。当你以右脚跟为轴，移动脚的前部时，你能使右脚跟保持不动吗？你能在骨盆移动之前阻止髋关节运动吗？做几次这样动作。你站立时是否比仰卧时有更多或更少的髋关节运动？

❽ 现在当你以脚掌为轴时，要减轻脚跟的重量，然后把脚跟移动到右边，再移动到左边。以脚掌为轴旋转和以脚跟为轴旋转有什么不同？

❾ 从步骤 8 开始执行同样的动作，但这一次允许骨盆与髋关节一起移动（d）。然后使骨盆静止不动，只允许髋关节移动。你能感觉到不同吗？

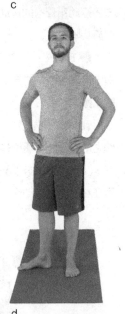

❿ 在步骤 7 到步骤 9 中执行相同的动作，但这一次在右腿上施加更多的重量，并移动左腿和脚部。你的体验有何不同？

⓫ 继续在本节重点介绍的姿势中探索区分髋关节运动的概念。这将需要或多或少的肌肉活动，以及要求脊柱的姿势，而不是主动中立。看看你是否能运用你在髋部探索中学到的知识来更好地理解你的感觉，在髋部的位置上实现微妙的细微差别，并巧妙地为你的髋部找到一个健康的、可持续的运动范围。

d

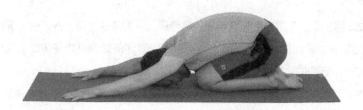

❶ 以桌面式开始。将臀部下降至脚跟，并将上身压向大腿。胳膊在身体前面伸直，双手放在垫子上。

❷ 将额头放在地面上或瑜伽砖上休息。

❸ 保持 1~3 分钟。

 基本选择

膝盖宽度选择：双膝分开，呈Ｖ形，如果需要的话，与肩膀同宽或更宽（a）。

毯子选择：卷起毯子，将其放在大腿背面和小腿之间，以减少膝盖屈曲幅度（b）。

长枕选择：从双膝分开的位置，将上身放在长枕或大毯子卷上。把头向左或向右转，使脸的一侧靠在枕头上。如果你想将这个姿势保持更长时间，把头转到相反的方向（c）。

健身球选择：将身体放在一个大的健身球上，上臂位于球的侧前方，前臂放在地面上。保持臀部向上并远离脚部。如果需要的话，把前额放在一块瑜伽砖上，以便与地板有更放松的连接感（d）。

手臂在两侧：双臂伸直，放在身体两侧，掌心朝上（e）。

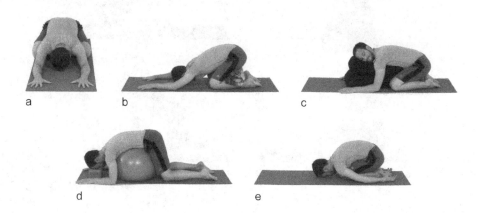

移动选择

猫牛式：将手臂放在前面伸长，手掌放在垫子上。将膝盖稍微分开，呈 V 形。呼气时脊柱逐节向里卷，呈圆形，骨盆稍微抬起，运动的时候前额离开垫子（a）。吸气时打开胸腔，形成一个轻微的后弯式（b）。重复 5~10 次。

侧弯式：手臂伸出至耳前，手掌或指尖放在垫子上，膝盖并拢或分开。将手臂和上身向左移动，当你向左侧弯时，身体的右侧会伸长。保持手臂伸直，手掌触地，且两条小腿保持承受同等重量。

保持 1~2 分钟，在另一侧重复运动（c）。

扭转：手臂伸出至耳前，手掌或指尖放在垫子上，膝盖并拢或分开。稍微抬起上身，右臂在身体下面，与上半身垂直，掌心向上。轻轻地按下左手掌来抬起身体，帮助身体向左旋转。保持 1~2 分钟，在另一侧重复动作（d）。

旋转婴儿式到桌子式：以婴儿式开始，臀部向后朝向脚跟。把右手放在头的底部后面，肘部指向侧面（e）。吸气开始向右旋转，同时将臀部向上和向前移动到桌面式姿势（f）。当臀部坐在脚跟上时，不要做旋转动作。每侧重复 5~10 次。

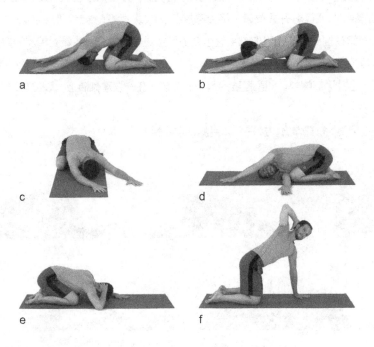

a

b

c

d

e

f

健身球上关节运动：以屈膝桌面式的姿势开始，脊柱处于中立位，手臂靠着耳朵前伸，双手轻轻地压一个大的健身球（a）。呼气时保持核心激活，逐节将脊柱卷起使脊柱呈圆形，下巴朝向胸部，在你进行动作时将球滚向你（b）。呼气时慢慢地使脊柱回到中立位，然后进入一个轻微的后弯式，在这个过程中，将球滚离你（c）。重复5~10次。

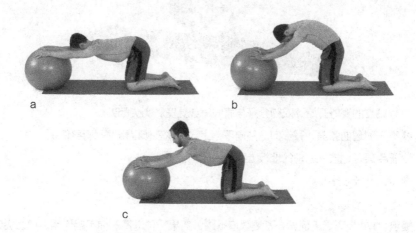

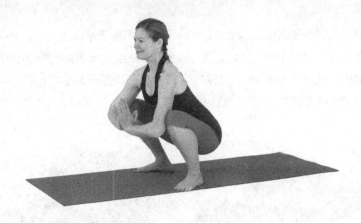

❶ 以站立的姿势开始，双脚分开与肩同宽或更宽，脚尖朝外。

❷ 呼气时屈曲膝盖，臀部向后并向下。上身略微前倾以帮助平衡身体。

❸ 把手轻轻地放在面前的地板上，或者胸前合掌。

❹ 保持 1~3 分钟。

提示：蹲式技巧因人而异，不要强迫下蹲。如果一种选择对你不起作用，那么尝试另一种，看看哪一种最适合你的体形。如果垂直的姿势变化不适合你，请尝试恢复部分的仰卧姿势变化。

 基本选择

瑜伽砖：把两三块瑜伽砖水平堆放（面积最大的一面朝上），平放于两腿之间。降低臀部，坐在瑜伽砖上休息（a）。

长枕：两腿之间纵向堆放两个长枕，并将臀部置其上（b）。

靠墙：臀部靠墙蹲（c）。

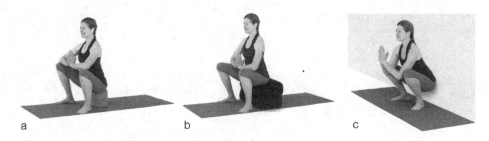

a   b   c

在椅子上： 把臀部放在椅子上（d）。

毯子姿势变化1： 如果脚跟不容易碰到地板，卷起毯子或用枕头放在其下面（e）。

毯子姿势变化2： 为了减少膝盖屈曲幅度，卷起一小块毯子放在膝盖后面（f）。

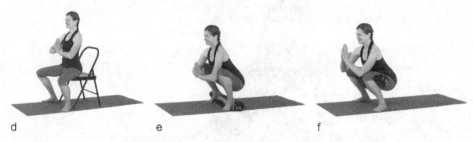

d   e   f

 移动选择

向前折叠： 从基本的或改进的位置，强调脊柱朝向地面呈圆形。把手向下伸出放在地板上（a）。

扭转： 从基本的或改进的位置，将右臂置于右大腿内侧，手掌放在地板上或瑜伽砖上。向左旋转，在肩高处将左臂向外展开。在另一边重复动作（b）。

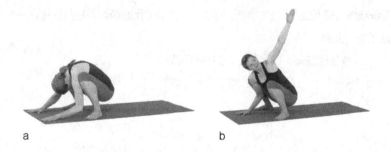

a   b

 恢复选择

靠墙俯卧蹲式： 以膝盖朝向胸部仰卧的姿势开始，臀部面向墙壁。把脚移到墙上，稍微转向两侧。你可能需要试验离墙的远近距离才能找到一个合适的地方。选择一个你可以保持腰椎前凸的位置。保持1~3分钟。

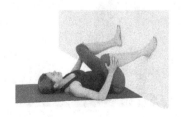

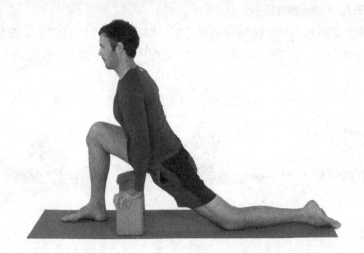

❶ 从桌面式的位置开始，双手放在两块瑜伽砖（面积适中或最小的一面朝上，如上图）上。

❷ 右脚向前迈一步。屈曲右膝并使之与小腿和踝关节对齐。左膝和小腿在你身后的地面上，脊柱保持在一个直立的位置。

❸ 轻轻地将右腿和左腿拉向彼此，而实际不移动（就好像你要把垫子拉在一起一样），这样有助于提升上身。

❹ 手可以放在瑜伽砖上或大腿上，或手臂可伸直于耳朵旁边。

❺ 保持 1~2 分钟。松开并以左腿向前重复动作。

 基本选择

椅子式: 侧着坐在椅子上，身体的右侧朝向椅背，骨盆朝向座椅的后端。右腿悬垂在椅子上，右膝屈曲，脚踩在地上或瑜伽砖上。左腿离开椅子，向后伸展，膝盖屈曲或腿伸直（如下图所示），大脚趾球骨着地。右手放在椅背上，左臂可以放在身体侧面，也可以伸到头顶。保持 1~2 分钟，然后在另一侧重复动作。

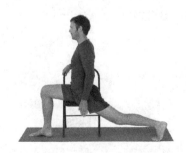

移动选择

向前折叠： 从基本位置开始，将前腿朝垫子的外缘伸长 2.5~5 厘米，以适应即将到来的脊柱位置的变化。弓起脊柱上部。手臂可以保持笔直，或者你可以将它们放在前腿内侧，屈曲肘部，把前臂放在地板上，放在瑜伽砖上（a），或者放在长枕上。保持 1~2 分钟，然后在另一侧重复动作。

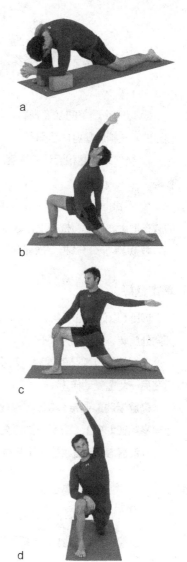

a

后弯式： 从基本位置开始，随着你的左手向后轻轻地触摸左大腿时，右臂向上靠近耳朵。专注于上提胸腔（b）。保持 1~2 分钟，然后在另一侧重复动作。

b

扭转： 从基本位置开始，把手放在前面的大腿上，以帮助将上身置于骨盆上。当你轻轻地旋转到左侧时，保持骨盆稳定。将右手放在左大腿上，左臂伸直，抬至肩部高度（c）。保持 1~2 分钟，然后在另一侧重复动作。

c

侧弯： 从基本姿势变化的位置开始，右腿向前，脊柱直立。左臂抬起至耳旁，将脊柱向右拱成伸长的侧弯式。在另一边重复动作，左腿向前，向左拱起（d）。

d

强度选择

后腿伸长： 后膝盖从地板上抬起，后腿伸直，脚掌着地。收缩大腿肌肉，轻轻地把两条腿拉向彼此（就像你要把垫子拉在一起一样）以帮助提升上身。这种姿势变化可以通过将手放在瑜伽砖上来完成，你也可以通过将手臂放在身体的一侧伸长并活动，或者伸长至耳旁来探索更多的挑战。

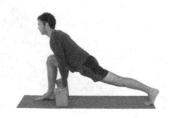

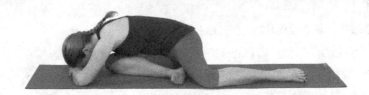

❶ 以一个简单的坐姿开始，双腿在前面伸直。屈曲右膝，保持右腿向前。膝盖向一侧屈曲，左腿放在身体后面。

❷ 当你以骨盆和股骨的角度、前脚与腹股沟的距离来进行练习时，保持右侧髋关节着地。

❸ 手和指尖向下按，同时向前俯身。停留在那里，然后呼气，折叠到右腿上，把前额放在地上、手上、枕头上、瑜伽砖上或长枕上休息。

❹ 保持 1~2 分钟，左腿向前重复动作。

 基本选择

仰卧：以仰卧的姿势开始，双膝屈曲，双脚放在地板上。右踝关节放在左膝上方，髋部向外旋转，膝盖向外展开。

在保持腰椎前凸的同时，双手环抱左腿，将左大腿拉向上半身。保持 1~2 分钟，然后在另一侧重复动作（a）。

仰卧借助瑜伽带：将瑜伽带置于左大腿后，双手握住瑜伽带以扩大手臂的伸展范围，上半身躺在地板上。在另一边重复动作（b）。

仰卧靠墙：膝盖屈曲或腿伸直，左脚按向墙面（c和d）。

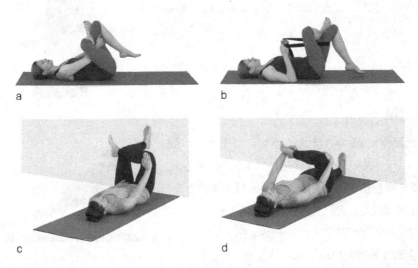

a

b

c

d

脚向下仰卧：左脚放在地板上或放在瑜伽砖（面积最大的面朝上）上。用右手轻轻地推右侧股骨，使其远离上身。在另一边重复动作（e）。

仰卧摇篮式：双臂弯曲。手掌面对自己，右小腿做摇篮式。当你把右腿向下拉的时候，左脚踩实地面。在这个姿势变化中，也可以左腿伸直，放在地面上（f）。

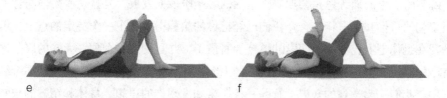

e   f

 ## 移动选择

摆动鸽子式：从基本位置开始，脊柱直立，将右脚移向腹股沟（a），将右髋部抬离地面。

左腿在身体后面伸直，试图在不移动腿的情况下将两条腿拉向彼此，从而激活臀部。把手按在地板上（b）。

慢慢地将右髋部下降，停在离地面较近的地方，然后将其拉回中心位置。

重复5~10次，然后在另一侧重复动作。

坐式姿势变化1：以直立的坐姿开始，膝盖屈曲，双脚放在地板上。上身和大腿之间保持一定的距离。手掌撑于身后不远处，如果需要的话，屈曲肘部。

右踝关节放在左膝上，让髋部向外旋转，膝盖向外展开。在另一边重复动作（c）。

坐式姿势变化2：从坐在椅子的边缘开始。右脚踝放在左膝上方。试着用右手轻轻地推右侧股骨，使其远离身体。从髋部开始前屈至腿部。在另一边重复动作（d）。

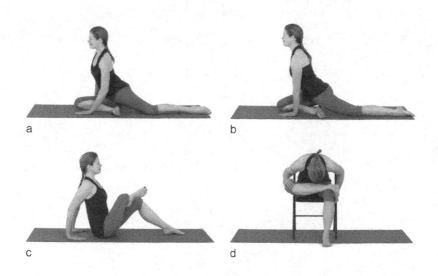

a   b

c   d

　　在探索了如此多的姿势变化之后，你可能会倾向于认为你的识别、区分和整合之旅到此为止。不是这样的！我们在这里列出的选择，以及你所建立的联系，为你提供了一个结构性和经验性的基础，我们希望你将继续建立有意义和有效的训练策略。你的训练总是会随着你生活的各个阶段而发展，并且这些阶段与你不断变化的目标和需求相结合。我们已经把你的旅程引导到了一个特定的点上，但是现在是你走上我们共同探索的道路的时候了，并且创建一个独一无二的属于你自己的路径。下一章将回顾我们所学的内容，并为你提供新的建议，帮助你继续利用与我们一起学到的知识，开辟一条探索和发现你的思想、身体和精神的未知领域的道路。祝你旅途愉快！

11

保持健康和活动水平

到现在为止，我们希望你已经建立了一套瑜伽训练方法，并且已经运用了我们在这本书中介绍的一些概念。好消息是通过使用这些概念，在你继续学习和适应的同时，总是可以找到一些可以刷新和更新训练的内容。坏消息是，更新你的训练的方式这条路永远没有终点。所以保持更新训练的责任落在了你身上。

有时候，知道你需要学习的东西已经结束了，你的练习已经准备好了，这是件好事。"就是这样，我做完了"。这感觉很好，不是吗？就像节食一样，因为它已经结束了，所以感觉很好。但生活方式的改变是为了生活。我们的训练方法是关注生活方式的改变，并基于你问自己的问题，例如"如果我这样做会发生什么？"我们的瑜伽训练方式鼓励你继续练习，改变你的生活和看待生活的方式。

当你经历人生，你会改变，你的训练也会改变。总有那么几天，甚至几个星期，你会想要以你一贯的方式——熟悉的方式——去做事情。当你的神经系统由于不稳定性和生活的变化而不堪重负时，你需要一个熟悉的体式训练的稳定性和稳固性。当你需要休息时，听从内心的声音。但是，如果这是你每天都听到的信息，那么你需要仔细审视你的生活，看看你是否真的招架不住，或者你只是进入了一个舒适的、习以为常的方式。如果你真的不堪重负，那么找出你的生活中哪些方面是让你承受不住、给你带来压力的。然后区分对你来说不可承受的领域里的行为，并整合那些新的行为。无论如何，照顾好自己，倾听你所需要的，但当你周围的事情平静下来时，再次进行你的体式训练。我们会有这样的时候，训练很难保持我们的新鲜感和兴奋感，或者被困在旧习惯中。但我们总可以问自己："我们如何才能保持这种新鲜、兴奋和快乐感，使我们的训练成为终生，而不是尝试过最终又放弃的目标？"

为你的训练设定目标

在我们探讨如何保持训练的新鲜感之前，我们将先看看你的训练目标是什么。你可能会认为瑜伽练习不应该有目标，瑜伽存在于更高的层面上，或者你可能对瑜伽是什么有其他的想法。这本书是关于如何使用瑜伽来让你的生活保持活力。那么，这里有一个目标就是：在你的一生中保持活力。但我们大多数人都需要比这更具体的目标。很多时候，我们开始练瑜伽或任何训练是因为我们做一些我们想做的事情，或者我们生活的某些方面没有我们想要的那么好。有时我们可能没有马上意识到其中的原因，但我们有一种感觉，我们需要做一些不同的事情来在我们的生活中找到满足感。因此，无论我们能不能立即认识它们，我们都有自己的训练目标。

注意，目标和意图是有区别的。在第 8 章中，我们谈到了设定意图，但在这里，我们讨论的是设定目标。两者有什么不同？目标倾向于关注未来，一些你想要完成的具体事情，通常有一个外部的、可观察的、可测量的组成部分。你要么达到目标，要么没有达到。意图是目前的一个内部过程，意图与你是否达到你的目标是没有联系的。你做瑜伽的意图可能是想让自己感觉更平静，而练习瑜伽的目标可能是在工作时控制你的愤怒。

当我们设定目标时，合理的目标是很重要的。我（斯塔凡）想要跑得和我 25 岁时一样快，但在这一点上，我做不到。我让我的生活因工作和其他责任变得更加复杂，我倾向于每天训练两次。我们都有倾向，所以在你设定目标之前，要现实一点，问问自己还有多少时间去练习。以现实的眼光看待你的生活，确定基本活动并对其进行优先排序。重要的东西会在你的一生中发生改变，但要确保你放在重要日程的内容对你来说确实是必要的。然后看看你白天做的其他活动，区分那些不重要的且不添加至你的生活中、但仍然会占用你的时间和精力的活动。放弃这些活动，或者减少你在上面花费的时间。看看你可以做些什么来改善你的生活，让你更接近你的目标，然后将这些活动融入你的日常生活中。一年一到两次，坐下来看看你是如何度过自己的时间的，然后做出相应的调整。培养和完成合理的目标也将建立对你的能力的信心。

对于你想要实现的目标，你可能会有很好的想法。太棒了！保持它们。但发展目标将慢慢建立你的自信。通过不断思考什么是你想要达到的目标的关键，你就可以完善和扩展你的目标来完成你梦想中的所有奇妙的事情。如果你知道你只有这么多时间做瑜伽，那就不要花两倍的时间练习。当你正在建立一个训练习惯时，进行一个短期的训练并成功地达到你的目标要比尝试一个长时间的训练而失败要好得多。成功的训练会让你对自己的能力更有信心。慢慢地，你会发展出一个时间更长、强度更高的训练，让你更接近你的梦想。当你变得更加自信的时候，你也会发现你对自己感觉更好了，精力也更充沛了。这样就更容易继续训练了。

尽管如此，我们都达成了共识：我们的训练有变成习惯性和自动的风险。所以让我们回到本章开头的问题：我们怎样才能保持新鲜、兴奋和喜悦感，才能培养终生训练呢？保持训练新鲜感的一种方法是即使你在做同样的活动或体式序列时，专注于训练的一个特定方面。根据我们自己的训练和我们从学生那里得到的反馈，下面的几个方面，你可能想把它们作为让你的训练保持活力、愉快和与你的生活相关的方法。

第2章介绍了其中的一些概念，但在这里，我们从不同的角度来看待它们。我们把这些概念看作是你可以关注的东西，无论是在瑜伽垫子上还是在生活中其他时候，都是提高你积极生活方式的一种方法。

过渡

虽然保持一个瑜伽姿势是相对稳定的，但从一个体式过渡到另一个体式时却不是这样。在从一个体式到另一个体式的过渡中，你会发现不稳定性，需要通过协调的肌肉活动来控制许多关节。从解剖学和神经系统的角度来看，你从一个姿势过渡到另一个姿势比保持静止姿势时更容易受伤。通常，当你练习体式序列时，你的注意力会跳到你过渡的姿势上。一旦进入新的体式，你可能会花时间找到正确的体式，做几次呼吸，然后你的思想再次来到下一个体式上。很多老师都会教你如何摆好姿势。他们甚至可以帮助你找到姿势，但他们很少告诉你如何你从一个姿势过渡到另一个姿势。他们忽略了你如何到达那里的这一重要部分：从一个体式到下一个体式的过渡阶段。与其把注意力放在体式上，不如把注意力放在它们之间的转换上。如何从一个体式到下一个体式？

回到识别、区分和整合的概念。当你从一个体式过渡到下一个体式时，通过关注于其中的一个阶段，你就回到了当下。不要让你的思维跳转到下一个体式，而是专注于过渡。确定你是如何过渡的。你身体的哪个部位先动？你是在吸气还是呼气？过渡是平稳的，还是在过渡期间的某个时候你失去了平衡或控制？然后区分：以一种不同的方式进行过渡，并允许神经系统将这些差异整合到你的练习中。

你能感觉到当你专注于你如何进行过渡，你的思想倾向于停留在现在，而不是跳到你正在过渡到的体式上吗？当然，你可以进行任何过渡练习，包括在瑜伽垫之外的过渡动作。早上你是怎么从床上爬起来的？你如何上下车？当你从家到工作地点，从工作地点回到家的时候，你的思想是如何转变的？你的整个人生可以被描述为一系列的过渡：从婴儿期过渡到青年期，从青春期过渡到成年期。你是如何学会以镇定、优雅和敏捷的方式进行过渡的？

享受练习瑜伽过渡的乐趣，同时注意它们如何影响你在生活中经历的过渡。通过识别和区分这些过渡，然后将它们带入日常生活，你将把你在瑜伽垫上学到的东西融入你的生活。这才是真正的整合。一旦你注意到真正的整合，你的训练将变得非常有趣，因为你会清楚地看到你的训练是如何影响你的生活的。你会惊讶于你所注意到的变化，这些变化将为你的训练提供灵感。

探索: 过渡 1

❶ 以山式站立。进入战士一式，然后过渡到战士二式。那是怎么做的？再做一次，当你从山式过渡至战士一式时，要注意哪里是最先移动的。

❷ 有三个部位可能先动: 腿和骨盆、手臂或头部。当你从山式过渡到战士一式时，哪里最先移动？从战士一式到战士二式？从战士二式到战士一式，再回到山式？

❸ 一旦你确定了你如何习惯性地开始运动，尝试一些不同的东西。如果你用腿部代替手臂来开始动作，或者用头部代替手臂来开始动作，那么动作会发生什么变化呢？你能用什么其他部位来开始动作？你能用眼睛开始这个动作吗？

❹ 像以前一样从山式姿势开始，但是现在注意你的呼吸。你是在吸气还是呼气时开始过渡的？现在反转或区分它。如果你以吸气开始，那现在就以呼气开始。这会迫使你以不同的方式使用你的肌肉和神经系统，因为在吸气时，身体会扩张，肌肉已经做好了动作的准备。在呼气时，身体放松，肌肉还没有完全做好动作的准备。

过渡中的敏捷性

观看学生们做一系列瑜伽姿势。虽然他们在姿势中可能看起来都很棒，但是一些学生似乎从一个姿势过渡到另一个姿势时会晃动。另一些人动作不流畅，在转换姿势时可能会有困难。敏捷性可能是瑜伽体式训练中最常被忽视的关键点之一。原因是往往集中关注在姿势上，而不是从一个姿势到另一个姿势的过渡。

以下探索需要敏捷性。你总是可以使过渡变得更优雅、更高效和更敏捷。在两种体式之间的转换中更敏捷，意味着你能更好地控制你的动作。这在你喜欢的瑜伽训练和其他活动中，为你带来更多的享受并同时减少受伤的风险。

在下面的探索中，关注从一个姿势到另一个姿势的过渡，就像你对姿势本身的关注一样，或更多。与其关注我们在前面关于过渡的章节中介绍的概念，不如注意应用敏捷和优雅的方式。我们在第 2 章中谈到了敏捷性的一些内容。我们将在这里重新介绍一些相同的概念，但现在是在过渡期间的敏捷性的背景中。

在过渡中失去平衡

当你从一个姿势过渡到另一个姿势时，不要"掉进"你的下一个姿势。例如，后腿从山式向后迈步到战士一式时，失去平衡是常见的。为了发展敏捷性，在任何时候，甚至在过渡期间，都要努力保持平衡。在从山式过渡到战士一式时，确定你可以用腿向后退多远而不失去平衡。这个姿势可以让你在完成战士姿势系列后回到山式，而不需要向前冲刺或使用很大力气。在瑜伽中，有时你会通过跳跃或其他快速动作来进行姿势过渡，但为了训练敏捷性和控制力，你应该慢慢地从一个姿势过渡到另一个姿势，始终保持平衡和对动作的控制。

使过渡可逆

为了使你的动作可逆，确保你可以停止过渡到一个姿势，并返回到你过渡前的姿势中。一开始，你很可能不得不缩短双脚的距离来到战士姿势，缩小三角形的位置，并调整你的弓步。然而，随着你的敏捷性和运动控制能力的提高，你的姿势看上去和感觉上都会和以前一样。不同之处在于，动作的灵活性和控制力的提高会降低受伤的风险。你的序列将是"飘动"的，并更愉快，因为你控制了你的运动。

在过渡中站稳脚跟

要利用地面。我们已经讨论了关于意识到大脚趾的底部、小脚趾的底部、脚跟的中心这三个点对于平衡和着地的重要性。当你进行敏捷训练时，你将学会如何使用地面，以及如何从这三个点出发。许多过渡动作都需要改变你的手和脚负重的方式。你可能不得不把更多的重量放在一只脚上，把一只脚抬离地面，而把另一只脚放在地面上，或者用一只脚或一只手离开动作，而把更多重量放在另一只脚或另一只手上。

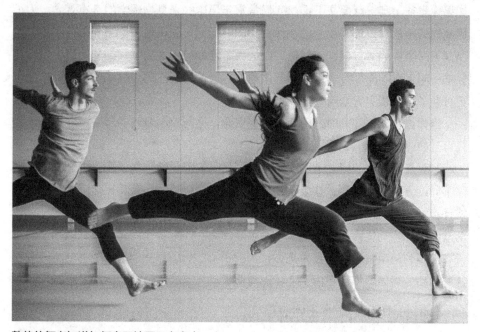

熟练的舞者知道如何离开地面飞向空中

© 人体运动出版社

探索：过渡 2

❶ 以山式姿势。进入战士一式，然后过渡到战士二式。你是怎么做到的？再做一次，并注意当你从山式向后迈步到战士一式时，你是否会失去平衡。如果你后退的时候失去平衡了，你的过渡是不可逆的。试着缩短山式向后到战士一式的步伐。

❷ 从战士一式开始，向前来到山式。整个返回到山式的过程是平稳和可逆的，还是在过渡的某一时刻，你失去了对运动的控制，不得不使用动力和力量回到山式中？

❸ 回到山式。从山式到战士一式，然后到战士二式，然后再回到山式。你知道你是怎么利用地面的吗？再以同样的顺序做一次，但当你转换时从地面推动。注意着地脚的三点：大脚趾、小脚趾和脚跟中心。你在从这三个点离开吗？

❹ 当你过渡的时候，试着从脚部的不同部位推动，然后再从三个点开始推动。再看一遍动作顺序，但这次不要从地板上推动。相反，在你过渡的时候，尽可能地提升。这使动作变得更容易，还是你必须使用更多的肌肉努力？然后进行最初的动作顺序，随着神经系统已经整合了你所探索的所有运动选择，看看动作是如何变化的。

观察有造诣的舞蹈家，注意他们是如何在空中优雅地飘过的。注意，在他们能够跳起来之前，他们会从地面上发起动作的。如果你想往前走，就要向后推。如果你想往上爬，就要往下推。我们常常忘记这些来自物理学的基本观念。为了提高你的敏捷性，你需要考虑在你移动的时候如何利用地面。当你从一个姿势过渡到下一个姿势时，确定你如何利用地面。你如何用你的手和脚从地面上发力？你推了吗？以不同的方式区分和利用地面。这改变了你的过渡动作吗？动作变得更可逆了吗？感觉安全吗？更优雅？

当你执行以下序列时，请使用这些概念。你能控制自己的行动吗？你的动作是可逆的吗？你是怎么利用地面的？

当你打网球、起床、走路或从坐姿到站立的时候，你用了多少力气？如果你以不同的方式使用地面，这会不会让你的活动变得不同，获得更多或更少的轻松或优雅？敏捷地进行活动通常更加轻松和优雅。当你在瑜伽垫上或正常的一天中活动时，你感觉优雅吗？你的活动是可逆的吗？当你从坐到站，或从站到坐的时候，你是利用动量还是让重力把你拉到椅子上？你怎样才能以可逆性的方式进行这些活动，当你即将坐在椅子上、距离椅子仅几厘米的时候不会跌倒呢？

把敏捷性应用到日常生活中

大多数人一生都想保持活力。保持活力的一个重要因素是避免受伤。受伤会拖慢你的进度并迫使你休息或者调整你的活动。随着年龄的增长，你保持活力的能力变得越来越重要。大多数改变被归咎于衰老，而这更有可能是许多人随着年龄增长而采取久坐不动的生活方式的结果。我们通常认为，随着年龄的增长，我们应该放松下来。然而正相反，随着年龄的增长，我们应该努力保持更多的活力。那么，在过渡和敏捷方面的工作如何在瑜伽之外帮助我们呢？

当你在体式训练中专注于敏捷性时，同时也要关注日常生活中的敏捷性。你所做的每一项活动，无论是打网球、起床、散步，还是从椅子上站起来，都涉及稳定和不稳定的阶段。在日常生活中，就像在瑜伽中一样，人们倾向于把注意力集中在他们将要做的动作上。在网球比赛中，他们专注于击球。当他们起床时，他们关注的是一旦站起来他们会做些什么。在从坐姿到站立的过程中，他们把注意力集中在站立上。当你忽略了过渡过程，你在过渡阶段往往会受伤或跌倒。我们建议，就像你在体式训练中专注于过渡一样，试着像关注过渡后的动作本身一样，在你的日常活动中关注并进行过渡练习。

如果你失去了平衡或者摔倒，在体式训练中进行过渡和敏捷性练习也是有益的。失去平衡其实只是另一个过渡。练习过渡，倒序运动，使用地面，知道你的四肢和脊柱在空间的位置将帮助你找到一种方法来优雅地失去平衡。如果你能够优雅地失去平衡，受伤的概率就会降低。如你在瑜伽活动中以及生活中都使用这些概念并进行过渡和敏捷性训练，你将注意到，你会更有效率和更有乐趣地进行活动。本体感觉是体式训练的另一个方面，你可以用它来为更积极、更愉快的生活方式做好准备。

本体感觉体式训练

本体感觉是对身体在空间中的位置的感知，是一种关于努力和运动的感觉。本体感觉对平衡感有很大的贡献。全身有各种各样的本体感受器：内耳、肌肉、肌腱、关节——几乎无处不在。大脑从本体感受器那里收集信息，然后绘制出身体在空间里的位置图。从这张地图上，大脑向肌肉发出指令，告诉它们应该做什么动作。可以说，神经系统试图根据它从本体感受器和其他感觉接收到的信息，对一种情况做出适当的反应。神经系统将先前的信息和经验与新的信息结合起来，以产生反应。

当然，这是对神经系统从本体感受器获得信息时发生的情况的简化描述。关于神经系统产生反应的方式，令人感兴趣和经常被忽视的是，这些反应是基于过去的经验。这意味着，如果你总是和本体感受器"对齐"做瑜伽，那么当你不一致时，神经系统的反应就不会那么快，或者知道如何产生正确的反应，有时会导致你摔倒或伤害自己。那么，当本体感受器错位时，或者当传递给神经系统的信息看起来不像以前经历过的任何事情时，你该如何训练你的神经系统准备好做出反应呢？

探索：本体感受

① 以山式站立。进入战士一式，然后过渡到战士二式。当你从一个体式过渡到另一个体式时，你的头部处于什么位置？在战士一式和战士二式中，通常确定头部在适当的位置，这样你就可以向前看了。眼睛看着前面的手和脚的方向。

② 现在执行相同的序列，但是当你用右脚后退到战士一式时（a），向右看。然后向左看，就像执行左侧的序列一样（b）。现在将顺序倒过来。当你做序列的时候向左看，在你过渡到战士一式的时候用右脚后退。然后，在做左侧动作序列的时候向右看。

③ 为了让你的本体感觉更有趣，你能在整个序列中把你的头从一边转到另一边吗？你能侧着头吗？你能抬头看天花板吗？

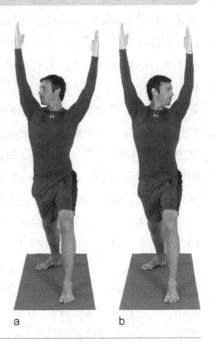

a   b

当你的本体感受器不一致时，体式练习训练你的神经系统识别出来，然后做出适当的反应。当你进入下犬式、三角式、鹰式或其他体式时，你正在训练你的神经系统对来自本体感受器的信息做出反应，而本体感受器可能无法立即识别这些信息。再一次，我们回到为神经系统制造谜题的理念。然而，一旦你进行了一段时间的体式训练，它就不会对神经系统构成同样的挑战。神经系统了解这个谜题。就像你不会一遍又一遍地玩同样的拼图游戏吧？玩几次就无聊了。有了一些想象力和创造力，你就可以使用同样的体式和序列，同时还能教会神经系统识别和回应新的本体感觉模式。

本体感觉如何从瑜伽转移到生活中？让我们以网球为例。除非你跑得很快，否则有时你会失去击球的最佳位置。如果你在练习中总是从完美的位置击球，那么当你不在理想的位置时，你的神经系统将无法做出足够快的反应，你也就无法成为胜利者。在打网球时，你可能会决定在前脚、后脚、离球最近的脚、离球最远的脚等部位使用更多的重量打球。当然，这将是在小次数的控制训练情况下，而不是在比赛中，但在这些控制训练中学到的技能将转移到你的比赛活动中。

如果你想练习从椅子上坐下站起的本体感觉，你可以先把右腿放在左腿前，然后把左腿放在右腿前站起来。当我们站起来的时候，我们大多数人都喜欢将一条腿放在另一条腿的前面。这又归结为识别你最喜欢把哪条腿放在前面，然后当你站着的时候把另一条腿放在前面，最后整合神经系统学到的东西。与用不同的脚的位置练习相反，你可以做头部位置练习。向前看的时候站起来，然后头向左和向右看、最后站起来的时候头向右和左看。我们确信，你可以想出更多的活动来挑战神经系统，从而通过专注于体式、敏捷和本体感觉的转变来提高你保持活力状态的能力。

一生中保持活力

我们希望你买这本书是因为你想尽可能长时间地保持活力，并从你的活动中获得尽可能多的乐趣。自始至终，你阅读到了各种运动和运动探索的重要性。你已经了解了所有这一切的好处，但也许你仍然不确定我们的瑜伽和运动方法是如何有益于你，让你保持积极活跃的一生。因此，让我们回顾和说明一些你在学习本书中的内容时可以获得的益处。

关于识别、区分和整合的最后话语

我们写这本书的目的是向你介绍瑜伽疗法，以及你如何利用它来继续在你的一生中积极地生活。我们已经向你介绍了各种瑜伽体式和体式姿势变化。我们相信，在当今社会中，保持一种积极的生活方式是不容易的，但这是可以做到的。互联网和各式各样的出版物提供了前所未有的信息。在大多数城市里，我们都能找到各种风格的瑜伽课程。选择适合你需要的风格和老师。无论你选择什么样的体式和你喜欢的活动，识别、区分和整合的概念将使你的瑜伽训练和选择的活动更加愉快和令人满意。我们已经带你通过各种体式和序列使用这些概念，但这只是你在瑜伽疗法中使用这些概念提高你生活质量的开始。

瑜伽疗法还涵盖了你的思想、人际关系、工作、营养和精神生活。你可以使用本书中的概念处理所有这些方面。找出你的饮食习惯、人际关系习惯、工作习惯、想法和借口。一旦你确定了自己的习惯和习惯性反应，就要加以区分。吃点不同的东西。以不同的方式应对工作中的挑战。以不同的方式应对你的伴侣和朋友。当你渴望吃垃圾食品时，做出不同的反应。对你想改变的习惯生活方式进行不同的回应。一旦你区分了，整合新的反应。整合意味着你可以选择如何回应。

你可以用习惯性或非习惯性的方式来回应。你对生活中各种情况的反应越多，你就越能成功地适应不断变化的世界。所以只要你决定进行区分，识别和整合我们在前几章中提出的观念将引导你有一个更有活力、更愉悦的生活方式，也会让你改变生活中的各个方面。

　　祝你好运！

作者简介

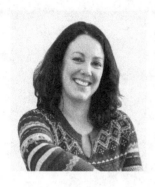

克丽丝滕·布特拉，专业瑜伽教师（ERYT 500）和瑜伽治疗师（C-IAYT），是宾夕法尼亚州韦恩瑜伽生活学院的共同所有者。她是地区杂志 *Yoga Living* 的编辑。克丽丝滕从 2000 年开始学习瑜伽，从那以后，她累积了超过 3 500 小时的各种瑜伽风格和运动方式的专业教育经验。她专门培训瑜伽教师和瑜伽治疗师，是瑜伽生活学院 250 小时和 500 小时教师培训项目和 820 小时综合瑜伽治疗培训项目的共同创建者。克丽丝滕以创造动态和互动的学习环境而闻名，这种学习环境赋予所有年龄和层次的学生力量，使他们能够探索各种基于探究的运动训练，并运用瑜伽的生活方式原则过上更丰富、更充实的生活。

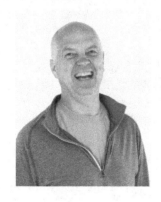

斯塔凡·埃尔格雷德博士，物理治疗师，费登奎斯法从业者，瑜伽治疗师，拥有 RYT-500 和 C-IAYT 认证。埃尔格雷德在国际上介绍了各种主题，并创建了关于加强核心能力的方案，包括智能视频分析软件培训 DVD。他是位于纽约州罗切斯特市的拿撒勒学院的物理治疗副教授，教授软组织工作和健康。埃尔格雷德是瑜伽生活学院综合瑜伽治疗训练计划的教员。他为 *International Journal on Yoga Therapy* 和 *Yoga Living Magazine* 杂志撰写了几篇关于瑜伽疗法的文章。他在专业会议和继续教育讲习班上具有丰富的演讲和会议主持经验。埃尔格雷德还著有 *Yoga Therapy: Theory and Practice*，专门为希望将瑜伽融入医学和心理健康领域的临床医生和学者撰写。

译者简介

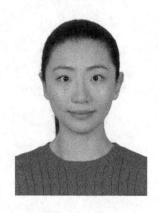

赵丹彤，国家体育总局体育科学研究所助理研究员，中国体育科学学会运动训练学分会副秘书长，中国国家花样游泳队体能教练、科研教练；北京体育大学体育教育训练学博士；ASCA 认证体能教练，GYROTONIC 禅柔认证教练，FORTANASCE 认证孕产康复师，MTT 认证康复师，FMS、SFMA 认证教练，国家级运动营养师，艺术体操国家一级运动员、裁判员。参与国家级、省部级课题 5 项，主持及在研课题 4 项，发表学术会议论文 4 篇，撰写、参编、参译运动训练学、体能训练、瑜伽练习、普拉提康复训练等相关书籍 9 部。主要研究方向：体能训练、动作控制、运动损伤康复与治疗。